Börner · Moll

Das 5-Wochen-Programm für ein starkes Immunsystem

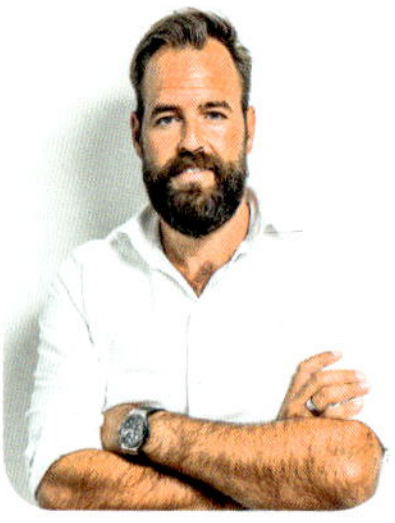

Benjamin Börner ist studierter Heilpraktiker und Osteopath, Experte für biologische Medizin sowie Spezialist für Zellregeneration und Entgiftungsverfahren. Seinen persönlichen Zugang zur Alternativmedizin fand er bereits in jungen Jahren: Auf dem Weg, professionell Tennis zu spielen, kam eine schwere Erkrankung dazwischen, die durch eine akute Schwermetall-Vergiftung ausgelöst wurde. Durch viele Fort- und Ausbildungen, z. B. in bioenergetischer Funktionsdiagnostik, Metallentgiftung und Mitochondrienmedizin, verfeinert und aktualisiert er fortlaufend sein Wissen. Zusammen mit seiner Ehefrau Ines betreibt er als Inhaber und medizinischer Leiter seit 2009 in Tübingen eines der führenden und größten Zentren für integrative Medizin (»Börner Lebenswerk«). Hier hat er im Laufe der Jahre vielen tausenden Patienten zu einem gesünderen, vitaleren und besseren Leben verhelfen können.

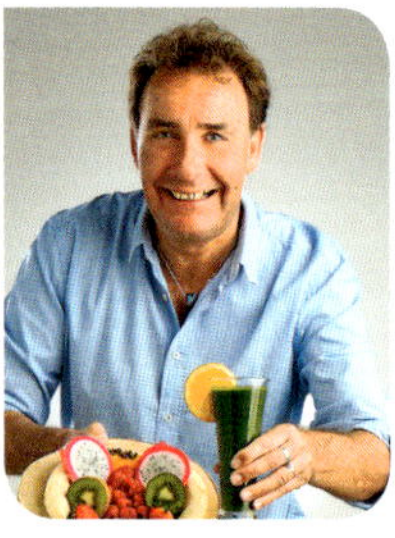

Ralf Moll ist Ernährungswissenschaftler und ausgewiesener Fastenexperte. Nach seinem Studium sammelte er Erfahrungen in einer Fachklinik in Villingen, bevor er sich 1996 mit seinem eigenen Fastenzentrum Birkhalde in Sulz am Neckar im Schwarzwald selbstständig machte. Er ist Begründer des Typ-Fastens, des typgerechten Intervallfastens und des Onlinefastens. Sein profundes Wissen gibt er auf bundesweiten Erlebnisvorträgen und beim Fastenwandern im Schwarzwald, in der Toskana und auf La Palma weiter. Im Rahmen seiner Fastenseminare hat er mittlerweile vielen tausenden Teilnehmern geholfen, zu regenerieren, Gewicht zu verlieren und fitter und energiegeladener zu leben.

Benjamin Börner · Ralf Moll

Das 5-Wochen-Programm für ein starkes Immunsystem

Die Körperabwehr gezielt stärken und Krankheiten keine Chance geben

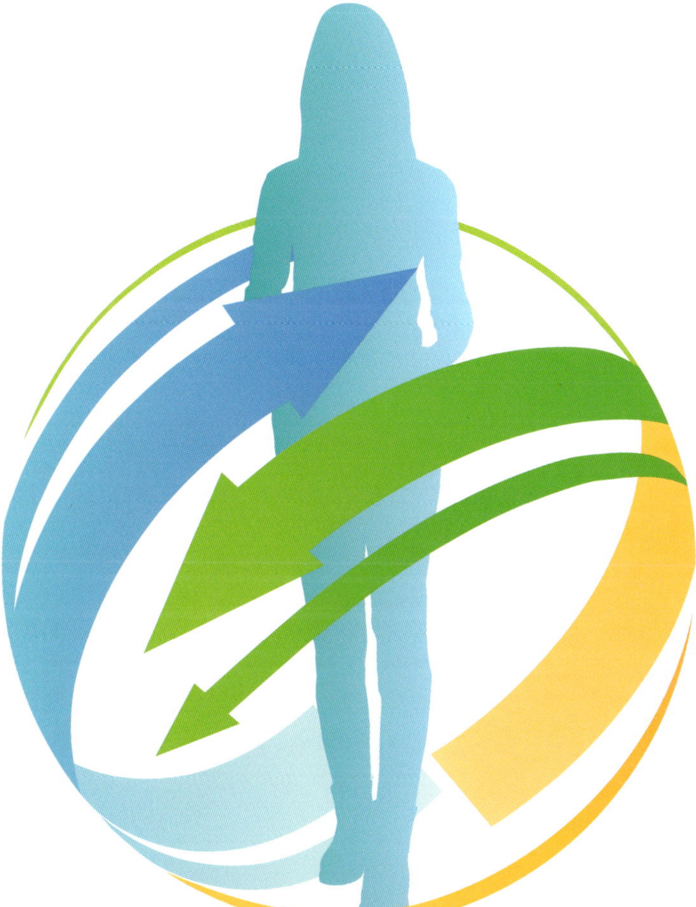

TRIAS

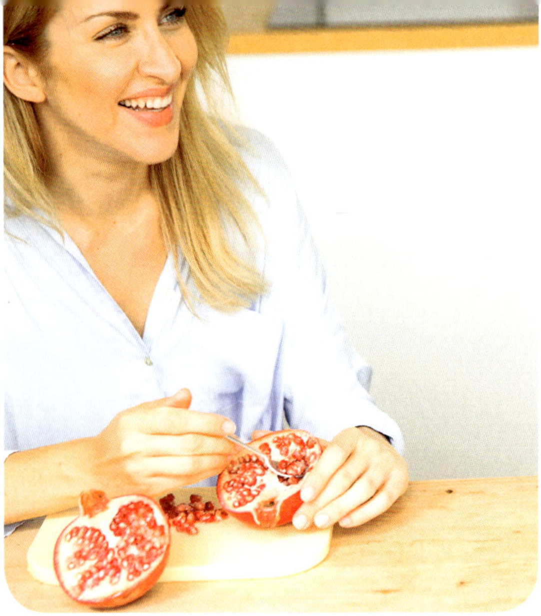

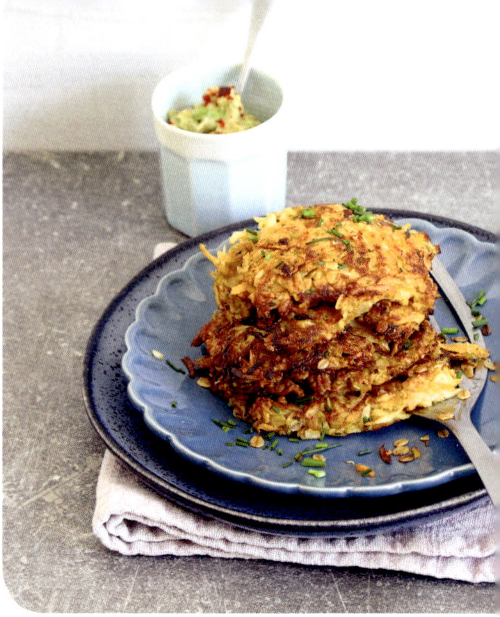

7 Vorwort

11 Das Immunsystem fit machen

12 Lernen Sie Ihr Immunsystem kennen

30 Die Gegner des Immunsystems

Extra-Tipps

8 Ihr perfekter Immuntag

38 Selbsttest: Wie fit ist mein Immunsystem?

56 Nahrungsergänzung: Wann ist sie sinnvoll?

42 Nahrung fürs Immunsystem

60 Bewegung stärkt unser Immunsystem

68 Das Immunsystem braucht Entspannung

76 Schlaf ist die beste Medizin

84 Fasten – Impulse für die Selbstheilung

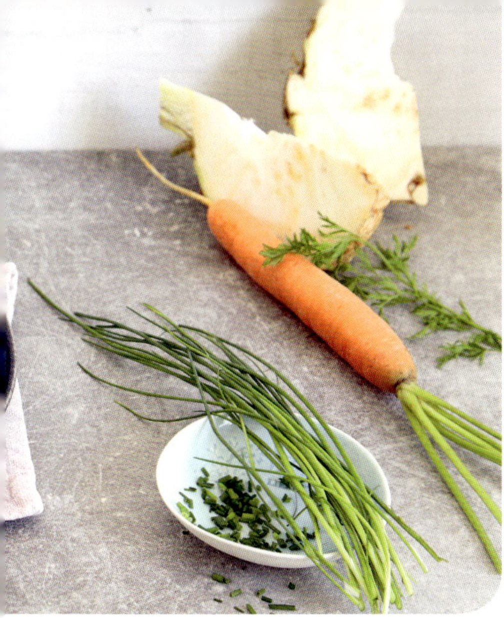

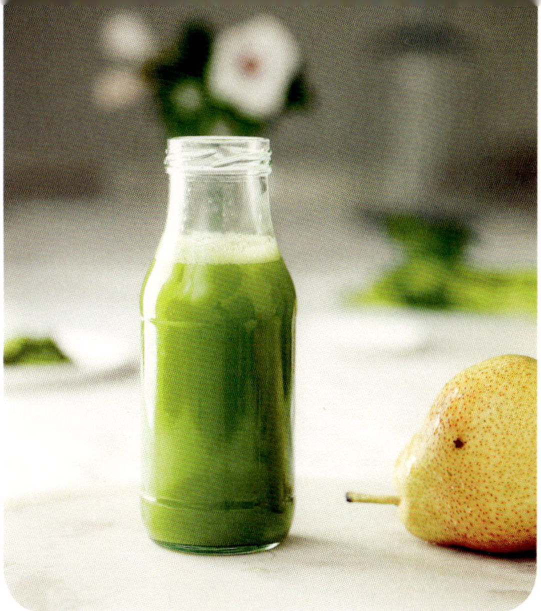

93 Das 5-Wochen-Programm

94 **Woche 1: besser essen – Immunpower**

100 **Woche 2: »... und Action!«**

109 **Woche 3: ausatmen und relaxen**

114 **Woche 4: erholsamen Schlaf finden**

119 **Woche 5: Suppenfasten – der Abwehr-Turbo**

129 Power-Rezepte fürs Immunsystem

130 **Frühling**

140 **Sommer**

150 **Herbst**

162 **Winter**

173 **Anhang**

173 Nützliche Tipps und Adressen

173 Danksagung

174 Stichwortverzeichnis

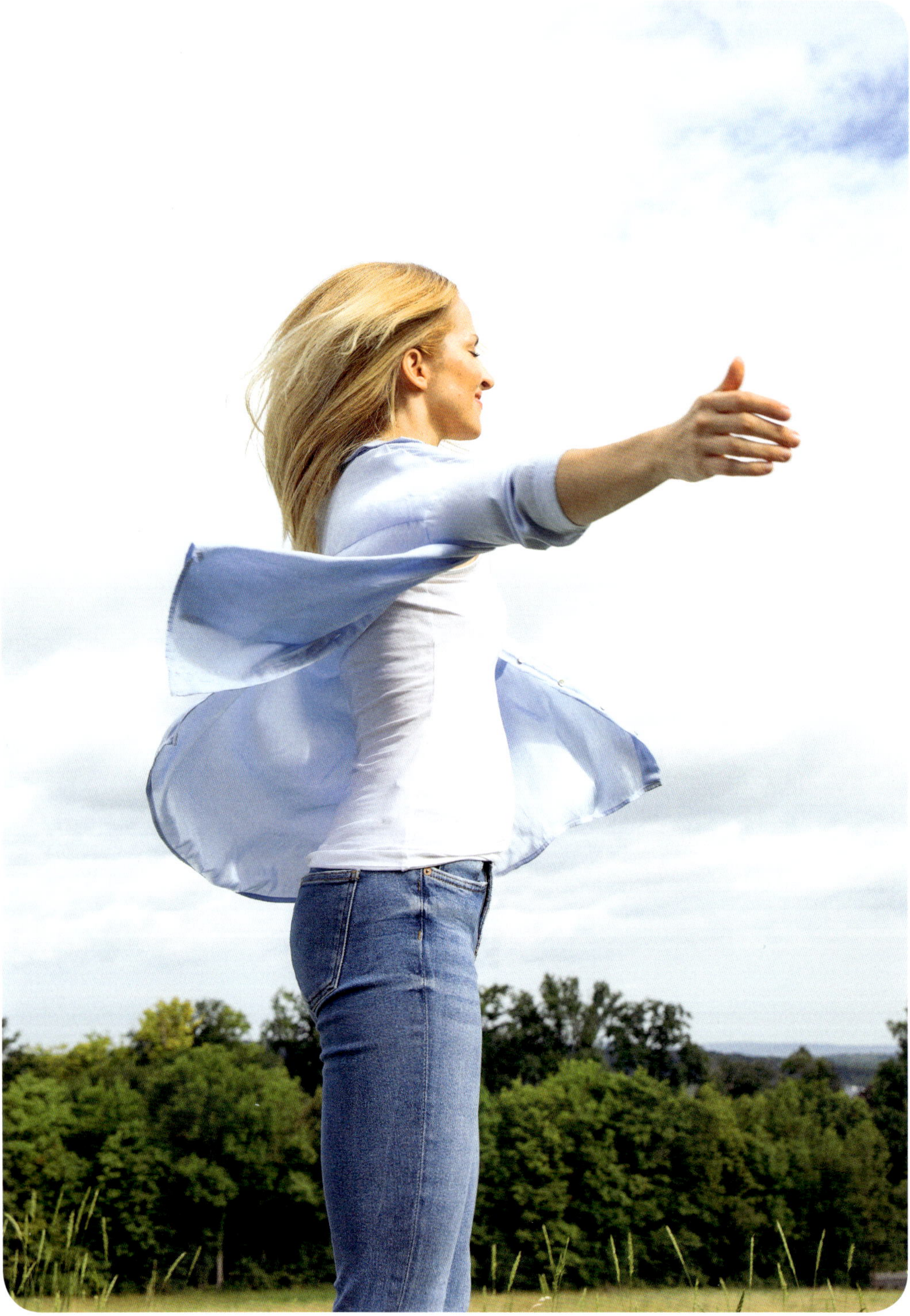

Vorwort

Die gute Nachricht vorweg: Unser Immunsystem ist ein unglaublich leistungsfähiges, ausgeklügeltes Netzwerk aus interagierenden Zellen, Signalstoffen und Organen. Wie die Berufsfeuerwehr einer Großstadt kontrolliert es alle Bereiche und schickt Einsatzfahrzeuge los, sobald irgendwo ein Brand entsteht oder ein Unfall geschieht. Das Problem wird vor Ort schnellstmöglich gelöst – mit den jeweils optimalen Mitteln. Die körpereigene Abwehr ist eines der komplexesten und bestorganisierten Systeme im ganzen Organismus.

Natürlich ist es wichtig, dieses System zu pflegen. Wir wollen Ihnen helfen, mit Ernährung, Bewegung und Entspannung die Immunkraft zur vollen Stärke zu entfalten. Dabei spielt der Darm eine große Rolle: Wussten Sie, dass er 80 % des Immunsystems beherbergt? Wir sagen, auf welche Nährstoffe es besonders ankommt und wie Sie Ihr Immunsystem durch Bewegung stark machen. Und schließlich lohnt es sich, etwas gegen Stress zu tun und die Hormone wieder ins Gleichgewicht zu bringen. In unserem 5-Wochen-Programm finden Sie zu allen Themen praktische Tipps und Anleitungen inklusive bewährter Hausmittel wie Zwiebelsaft und Wadengüsse.

Hätten Sie übrigens gedacht, dass nur 1 % aller Bakterien Krankheitserreger sind? Die allermeisten helfen uns dabei, Infekte abzuwehren. Und es ist geradezu eine Lebensaufgabe, sich immer wieder mit verschiedensten Erregern auseinanderzusetzen, um eine natürliche Immunität zu erlangen. Nur so kann sich die Abwehr immer wieder anpassen. Denn, und das ist die zweite gute Nachricht: Unser Immunsystem lernt ständig dazu und verbessert sich. In diesem Sinne wünschen wir viel Spaß beim Lesen. Und: Bleiben Sie bei bester Gesundheit!

Ihr Ralf Moll und Benjamin Börner

Ihr perfekter Immuntag

Wie könnte ein Tag aussehen, der voll und ganz unter dem Zeichen der Immunstärkung und Regeneration steht? Den hier beschriebenen Powerplan können Sie jederzeit umsetzen.

Egal, ob Sie sich schlapp fühlen, den Eindruck haben, dass eine Erkältung im Anmarsch ist oder Sie sich vorbeugend etwas Gutes tun wollen. So ein Immuntag hilft Ihrem Abwehrsystem, seine wichtigen Aufgaben, die Sie in diesem Buch alle kennenlernen werden, zu erfüllen, damit Sie gesund bleiben oder einen Infekt schneller überwinden.

Morgens

Antivirale Maßnahmen: Intensive Reinigung des Mund-Rachen-Raums durch eine Kombination aus Zungenreinigung, Ölziehen (Seite 21) und frisch gebrühtem Ingwertee (Ingwerscheiben mit 500 ml kochendem Wasser überbrühen, frisch gepressten Zitronensaft zugeben und im Laufe des Vormittags austrinken).

Nierenstimulation: Heute über den Tag verteilt 3 Liter stilles Wasser trinken, möglichst die Hälfte davon schon bis zum Mittag, da jetzt die Ausscheidung auf Hochtouren läuft.

Frühstück: Bereiten Sie sich einen Porridge aus Wasser und Haferflocken mit etwas Brühe gewürzt und mit frischen Kräutern verfeinert zu.

Vormittags

Powertraining: Planen Sie eine ca. 30-minütige Bewegungseinheit ein. Am besten ein Lauftraining. Schließen Sie, wenn Sie fit sind und es sich zutrauen, mit einer Intensivbelastung ab. Das bedeutet: Sie absolvieren am Ende einen 3-minütigen Sprint bis zur Leistungsgrenze, danach 2 Minuten beim Gehen erholen, gefolgt von einer zweiten 3-minütigen Sprintsequenz. In Fachkreisen nennt man das Intensivtraining HIIT (High Intensity Interval Training). Es sorgt für eine besonders hohe Produktion des Botenstoffs BDNF (Seite 87), der eine wichtige Rolle bei der Steuerung des Immunsystems spielt. Je mehr wir uns anstrengen, desto größer der Effekt.

Mittags

Mittagessen: Hokkaido-Mango-Suppe mit Kokosmilch (Seite 156). Für 1 Person die Mengen entsprechend halbieren oder die zweite Portion am nächsten Tag essen.

Infektvorbeugung: 3–4-mal täglich 1 EL Zwiebelsaft (Seite 32) einnehmen zum Schutz vor Viren. Die schwefligen ätherischen Auszüge wirken vor allem im Mund-Rachen-Raum besonders intensiv. Die Tinktur kann akut, aber auch vorbeugend eingesetzt werden.

Nachmittags

Vitamin-D-Synthese: Super, wenn die Sonne heute scheint! Nutzen Sie die Mittagszeit, um etwas Sonne an die Haut zu lassen. Wir benötigen sie, um Vitamin D zu bilden – einem der wichtigsten Playern im Immunsystem. Ein kontrolliertes, 10-minütiges Sonnenbad, bei dem möglichst viel Haut der Sonne ausgesetzt ist, trägt dazu bei, die Bildung von Vitamin D anzuregen.

Regeneration: Mittagsruhe nach Bedarf und Möglichkeiten.

Smoothie: Pink Power-Panther (Seite 15) mit zusätzlich einem Messlöffel Dr. Wolz Vitalkomplex. Das Nährstoffkonzentrat ist besonders reich an antioxidativen Pflanzenstoffen (über www.fasten-shop.de).

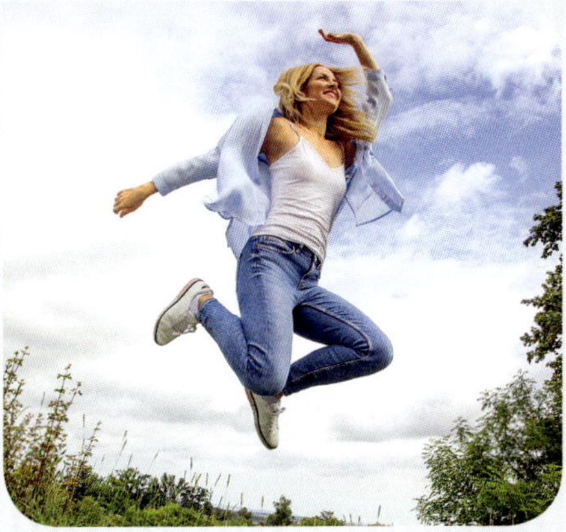

Abends

Entgiftung, Kreislauftraining, Immunstimulans: Ein klassischer Saunabesuch mit 1–2 Durchgängen, Wechselduschen und Ruhephasen wirkt wie ein Kick auf die Abwehrkräfte. Die Hitze hat einen ähnlichen Effekt wie Fieber und stimuliert das Immunsystem. Experten halten es für gut möglich, dass das Einatmen der heißen Luft in der Saunakabine und der ätherischen Öle, die bei einem Aufguss verdampfen, Viren im Nasen-Rachen-Raum zuverlässig abtötet. Der anschließende Kältereiz durch Duschen oder Tauchbäder wirkt wie ein Ganzkörperkompressionsstrumpf. Alles wird straff und gut durchblutet, die Gefäße werden trainiert. Studien zeigen, dass regelmäßige Saunagänge nach einem halben Jahr das Risiko für Erkältungsinfekte um 50 % senken können.

Abendessen: Pellkartoffeln mit Leinöl und Wildkräuter-Dip (Seite 143). Für 1 Person die Mengen entsprechend halbieren.

Tee: Ein beruhigender Kräutertee wie Fenchel, Anis, Lavendel oder Melisse hilft zu entspannen und bereitet auf die Nacht vor.

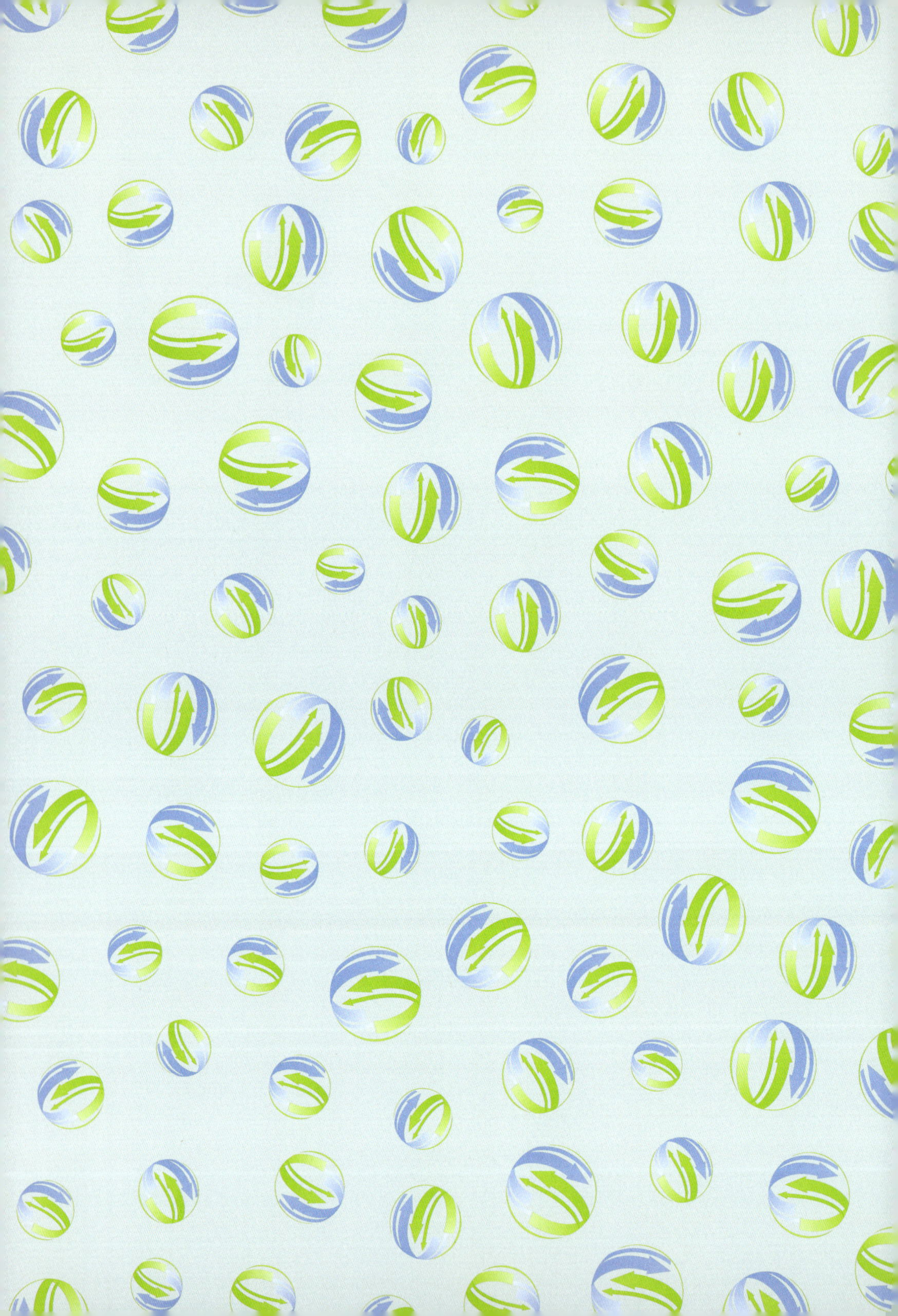

Das Immunsystem fit machen

Unser Immunsystem schützt uns vor aller Art von Krankheitserregern, denen wir täglich ausgesetzt sind – meist ohne es zu bemerken. Wie funktioniert es und was braucht es?

Lernen Sie Ihr Immunsystem kennen

Der Körper hat Barrieren aufgebaut im Kampf gegen Krankheitserreger. Erfahren Sie, wo sie sich befinden und mit welchen Waffen die Abwehr gegen Eindringlinge vorgeht.

Ein Wort vorweg: Es gibt keinen Grund zur Panik wegen des Corona-Virus. Die Tatsache, dass die Menschheit mit einem bis dahin unbekannten Erreger konfrontiert war, führte zu sehr pessimistischen Szenarien und Modellen. Doch Angst ist uns immer ein schlechter Ratgeber. Angst schwächt erwiesenermaßen das Immunsystem. Wir brauchen stattdessen Lösungen und Mittel, mit denen wir selbst aktiv werden können. Und ein solides Vertrauen in unser Immunsystem. Der bisherige Verlauf der Corona-Lage hat auch gezeigt, dass es sich bereits auf den Erreger einstellt. Die schlimmsten Befürchtungen sind nicht eingetreten. Mit diesem Ratgeber haben Sie den ersten Schritt in Richtung Lösung getan. Wir möchten Ihnen den Schlüssel zur Stärkung und Optimierung Ihrer Abwehrkräfte an die Hand geben. Damit Sie den immer wieder neuen Herausforderungen an Ihr Immunsystem trotzen können.

Doch nun wollen wir Ihnen dieses phänomenale Immunsystem erstmal vorstellen. Denn Sie wissen bestimmt, wo Ihr Herz ist, die Leber, die Nieren etc. Bei der Frage, wo sich das Immunsystem befindet, muss man schon etwas länger überlegen. Was fällt Ihnen spontan ein? Die Schleimhäute, der Darm … da war doch was … die weißen Blutkörperchen, ja genau. Hm … und dann? Schließlich ist es ja kein einzelnes Organ, sondern, wie der Name schon sagt, ein ganzes »System«. Kein einziger Körperbereich bleibt davon unbeeinflusst. Es ist so ganz unauffällig überall! Schließlich soll es uns täglich, nein, stündlich, minütlich und in jeder

Sekunde vor Gefahr behüten. Eine ganz schön verantwortungsvolle Aufgabe.

Krankheitserreger, Fremd- und Giftstoffe sollen uns möglichst nichts anhaben. Aber nicht nur Stoffe von außen beschäftigen das Immunsystem. Auch im Körper passieren permanent Dinge, z. B. entstehen entartete Zellen, die unseren Abwehrmechanismus auf Trab halten. Auch hier ist das Immunsystem gefragt und leistet Großartiges! Erst wenn der Hals kratzt, die Nase läuft und wir womöglich Fieber bekommen, werden wir uns unseres Immunsystems bewusst. Und meist fragen wir uns: Habe ich mich irgendwo angesteckt oder lag es an den kalten, nassen Füßen, die ich mir Samstagabend eingehandelt hatte? Lag es am Stress? Die letzten Nächte schlechten Schlafes? Oder weil ich keine Lust zum Kochen hatte und nur Süßigkeiten und Fastfood gegessen habe? Denn die Erfahrung haben wir sicher alle schon gemacht: Oft (natürlich nicht immer) hat man es selbst in der Hand, wie gut unsere Körperpolizei funktioniert.

Unser Immunsystem: ein echtes Wunderwerk

Unser Immunsystem funktioniert auf so vielen verschiedenen Ebenen, dass es schwierig ist, dies kurz und knapp zusammenzufassen. Aber es lohnt sich, es einmal genauer anzuschauen, denn ohne es wären wir der Umwelt mit all ihren vielen Keimen schutzlos ausgeliefert. Dabei sind auch gute Keime wichtige Mitspieler unseres Immunsystems. Alles hängt mit allem zusammen. Unsere Gesundheit hängt von unserer Umgebung und unserem Lebensstil ab. Mehr als von unseren Genen. Wenn wir zur Welt kommen, kommen wir in keine keimfreie, sterile Welt. Die Welt, in die wir hineingeboren werden, ist so voller unterschiedlichster Lebewesen, so bunt, so schön, so vielfältig. Sie ist auch voller kleinster Moleküle und Lebewesen, die wir nicht sehen können. Viren, Bakterien, Pilze etc. bevölkern diesen Planeten in noch viel größerer Zahl als wir es tun. Uns in dieser Welt behaupten zu können, dabei hilft uns unser Immunsystem. Und mit manchen Mikroorganismen leben wir sogar in Symbiose. Symbiose ist ein wunderbares Wort, denn es bedeutet: Zusammenleben verschiedener Organismen – zu beidseitigem Nutzen.

Das Offensichtlichste an unserem Immunsystem ist die äußere Barriere: unsere Haut. Sie dient dazu, uns von der Außenwelt abzugrenzen und vor schädlichen Einflüssen zu bewahren. Als nächstes kommt die innere Haut: die Schleimhäute. Sie sind ebenfalls dazu da, uns abzugrenzen und Fremdstoffe fernzuhalten und abzufangen. Nahrung soll jedoch z. B. durch die Darmschleimhaut hindurch. Es ist die Aufgabe des Darms, hier zwischen Freund und Feind zu unterscheiden. Und das auf einer riesigen Oberfläche. Somit verbindet uns die Nahrung, die wir aufnehmen, am stärksten mit der Außenwelt. Denn wir sind auf sie angewiesen, wir bestehen gewissermaßen aus ihr. »Du bist, was du isst« stimmt. Das heißt aber noch lange nicht, dass wir zum Hasen mutieren, wenn wir einen Hasenbraten essen. Aber die kleinsten Bestandteile, die vom Hasenbraten nach der Verdauung übrig bleiben, werden zu unseren Körperzellen, zu unseren Gehirnzellen, zu unseren Abwehrzellen. Mit der Nahrung können aber auch potenziell gefährliche Substanzen in unseren Organismus eindringen. Viren, Bakterien, Pilze, Giftstoffe … Hier gilt es, besonders wachsam zu sein. Deshalb sind 80% unseres Immunsystems im Darm beheimatet. Und von hier aus ist alles gut vernetzt, bis in jeden kleinsten Winkel hinein. Nun aber der Reihe nach.

Stufe 1: Immunabwehr in Nase und Mund

Aber nicht nur Nahrung birgt Gefahren. Auch die Luft, die wir atmen, könnte unter Umständen Erreger oder Staubpartikel beinhalten. Deshalb haben wir in der Nase schon die ersten Flimmerhärchen, die diese rein mechanisch aufhalten. Die Luft wird gefiltert, bevor sie in die Lungen gelangt. Zuvor muss sie jedoch noch einen Abwehrring (Waldeyer-Rachenring) passieren. Er besteht aus den Rachen-, Gaumen-, Zungen- und Tubenmandeln und Lymphfollikeln in der Rachenwand, um hier schon Viren, Bakterien und Pilze aus Mund, Nase und den Ohren zu bekämpfen. Übrigens: Das später beschriebene Ölziehen (Seite 21) wirkt sich positiv auf diesen Abwehrring aus. Die Mandeln dienen als Speicher für Abwehrzellen (Lymphozyten), die sich bei Bedarf, wenn viele Erreger eindringen, stark vermehren. Diese Lymphozyten haben die Aufgabe, Krankheitserreger und andere gefährliche Fremdstoffe zu erkennen und zu bekämpfen. Dadurch kann eine Schwellung an den Mandeln entstehen, die wir spüren und auch sehen. Die Zellen des Immunsystems sind vielfältig und üben verschiedene Aufgaben aus. Aber dazu erst später mehr.

Stufe 2: Speichel und Magensäure

Die beiden ersten Stationen, die unsere Nahrung nehmen muss, enthalten auch schon erste wichtige Hürden. Schon der Geruch von etwas Köstlichem lässt uns den Speichel im Mund zusammenfließen. Wenn der erste Bissen dann kommt, sind die ersten Abwehrzellen schon aktiviert worden. Speichel besteht zwar zu 99% aus Wasser, um den Speisebrei gut gleitfähig zu machen. Weiterhin reinigt und befeuchtet er den Mundraum. In einem zu trockenen Mund ist die Abwehr nie so gut wie in einem feuchten Milieu. Tipp am Rande: Ausreichend trinken und gut kauen – vor allem harte Lebensmittel, wie Nüsse und rohe Möhren, die dem Kauapparat auch etwas abverlangen; das hält den Mund schön feucht … Enthalten sind im Speichel neben den ersten Verdauungsenzymen aber auch antimikrobi-

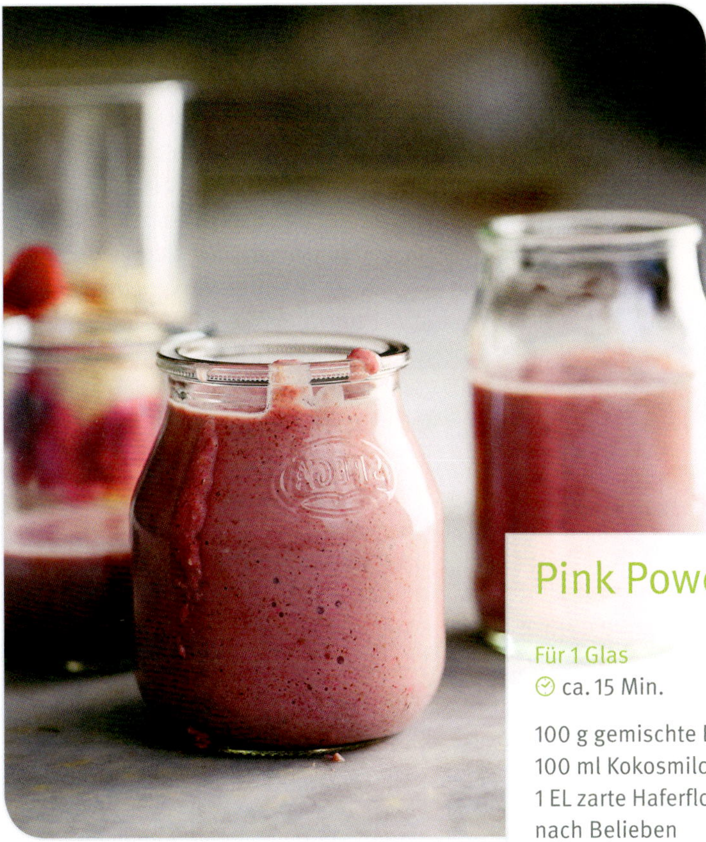

Pink Power-Panther

Für 1 Glas
ca. 15 Min.

100 g gemischte Beeren (frisch oder TK) • 100 ml Kokosmilch • 1 EL Cashewmus • 1 EL zarte Haferflocken • 1 TL Ahornsirup nach Belieben

- Alle Zutaten, bis auf den Sirup, in einen Blender geben und zu einem geschmeidigen Smoothie verarbeiten.

- Kosten und nur bei Bedarf süßen.

Immunfact Beeren sind reich an sekundären Pflanzenstoffen, die eine zellschützende Wirkung haben. Dazu gehören auch die blau-violetten Farbstoffe, sogenannte Anthocyane.

elle Enzyme: Sogenannte Lysozyme, die bereits Eindringlinge bekämpfen, indem sie ihre Zellwand einfach zerstören. Diese Lysozyme können Sie übrigens gezielt vermehren: Die Geschmacksstoffe aus Ingwer (Gingerol) und Zitrone (Limonen) regen deren Bildung an. Auch andere Pflanzeninhaltsstoffe, abseits der Vitamine, vermögen diese hilfreichen Mitspieler des Immunsystems zu kräftigen. Unsere Immunrezepte (Seite 130) liefern weitere Ideen, um mehr Lysozym im Speichel zu bilden. Übrigens: Auch in der Tränenflüssigkeit befinden sich keimtötende Enzyme.

Nun geht es weiter in den Magen. Hier wird es ungemütlich sauer. Und das ist auch gut so. Die Säure dient natürlich auch der Verdauung. Sie kümmert sich vor allem um die Eiweiße. Diese werden durch die Säure so verändert, dass die Verdauungsenzyme des Dünndarms sie besser weiterverarbeiten können. Im Magen ist es tatsächlich so sauer, dass viele Keime hier ihr Leben lassen müssen. Das ist unsere chemische Schranke. Vielleicht kennen Sie diesen Mechanismus aus Ihrem Haushalt. Sie haben vielleicht Essigreiniger zuhause oder welchen mit starker Zitronensäure. Denn starke Säuren desinfizieren. Übrigens gibt es auch im Magen schon einige Verdauungsenzyme für Eiweiße, die sich auch schon bereitwillig auf Erreger stürzen, um ihnen den Garaus zu machen. Doppelt hält eben besser. Weiter geht's!

Stufe 3: Dünn- und Dickdarm

Trotzdem schaffen es die ein oder anderen Eindringlinge bis hierher. Der Dünndarm ist der Hauptwirkort der Verdauungsenzyme. Hier wird alles aufgespalten und in die kleinsten Einheiten zerlegt. Diese passieren dann die Darmschleimhaut ins Innere. Direkt in die Blutbahn. Das ist eine brenzlige Angelegenheit. »Gut« soll durch die Darmwand hindurch, »schlecht« soll auf keinen Fall hindurch. Das muss unbedingt verhindert werden. Deshalb gilt der Darm als Hochsicherheitstrakt. Hier ist das Risiko am größten. Hier ist die Abwehr am stärksten. Hier wird den Immunzellen am meisten abverlangt. Deren Konzentration ist hier am höchsten. Unsere Darmflora – die im Darm ansässigen Bakterien – hilft mit. Alles zu unserem Wohle, für unsere Gesundheit. Diese Schutzschicht wollen wir deshalb genauer anschauen:

Die Darmbarriere: ein Hochsicherheitstrakt

Das Innere des Dünn- und Dickdarms ist nicht etwa glatt, wie es bei einer Darmspiegelung vielleicht aussieht. Zoomt man nur nah genug heran, kann man eine gewisse Struktur erkennen. Auf der Oberfläche befinden sich Ausstülpungen (Zotten oder Villis) und auf diesen nochmals Mini-Ausstülpungen (Mikrovillis, hauptsächlich im Dünndarm) und Kellerfalten (Krypten, hauptsächlich im Dickdarm) gibt es auch noch. Würde man dies alles fein säuberlich auseinanderbügeln, käme man zu einer Fläche von ca. 500 m^2. Das ist riesig, aber so wird die Oberfläche vergrößert und es wird sichergestellt, dass möglichst viele Nährstoffe aufgenommen werden. Damit nicht aus Versehen etwas Falsches hindurchgelangt, gibt es vier Abwehrschichten.

Die erste Abwehrschicht bilden die Darmbakterien. Wissen Sie, wie viele Körperzellen wir haben? 70 Billionen! Und wie viele Darmbakterien? Mehr oder weniger? Mehr! 100 Billionen. Wir beherbergen mehr Bakterien in unserem Inneren, als wir Körperzellen haben. Wenn alles in Ordnung ist, spricht man von einer Darmsymbiose: Ausgleich zwischen Geben und Nehmen. Wir geben den Bakterien Futter, im Gegenzug arbeiten sie für uns: schützen uns vor Krankheitserregern und stellen auch noch wichtige Nährstoffe her, die wir nutzen dürfen. Aber wie machen sie das nun, dass sie uns vor fremden Angreifern schützen? Die Darmwand ist nicht so trocken, wie unsere äußere Haut. Sie ist mit einer Schleimschicht ausgekleidet. Auf dieser leben die guten Bakterien. Sie wohnen quasi dort. Und wo diese Flächen von den guten Bakterien schon bewohnt sind, kann kein anderer einziehen. Die Eindringlinge müssen weiterziehen und sich eine neue Bleibe suchen. Kolonisationsresistenz nennt man das. Wenn die Eindringlinge nicht einfach weitergehen wollen, etwas aufdringlicher sind, wie eine Horde wildgewordener Salmonellen zum Beispiel, gibt es Darmbewohner, die chemische Kampfstoffe produzieren, um die Salmonellen zu vergiften. Hier wird wirklich mit allen Mitteln gekämpft! Denn schließlich haben die guten Bakterien ja etwas davon, dass sie uns schützen, nämlich ein gemütliches Dach über dem Kopf und genug zu Essen. Denn alles, was nicht verdaut und ins Innere des Körpers geschleust wird, landet bei den Bakterien (vornehmlich im Dickdarm). Das ist ein schönes Festessen. Und auch die Bakterien lassen etwas aus der von ihnen verspeisten Nahrung übrig: kurzkettige Fettsäuren.

Diese sind enorm wichtig, denn sie dienen der dritten Abwehrschicht, den Darmwandzellen als Energiequelle. Nur so stehen diese ganz dicht, stark und eng aneinander, um niemanden durchzulassen. Die Darmbakterien und die Darmwandzellen interagieren also. Dazwischen befindet sich allerdings erst noch die zweite Barriere: der »Antikörperschutz-Anstrich« (sIgA = sekretorische Immunglobuline). Dieser Schutzfilm beherbergt vom Körper gebildete Antikörper, die sich, sollte die erste Schicht versagt haben, mit dem Eindringling verklumpen und gemeinsam in die Toilette wandern. Wenn das nicht geklappt hat, haben die Antikörper noch die Möglichkeit, dem Eindringling eine Markierung anzukleben. So in der Art: »Vorsicht! Gefährlicher Eindringling!«. Sollte es der Eindringling so markiert durch die Darmwand schaffen, wartet dahinter noch

Ilja, ein tragischer Held

Haben Sie schon einmal von Ilja Metchnikoff gehört? Nein? Dabei hat er den Nobelpreis für Medizin im Jahre 1908 bekommen. Aber wie es dazu kam, war sehr tragisch. Ilja war Zoologe und Bakteriologe und interessierte sich von früher Jugend an für die Zusammenhänge des Lebens. Er heiratete eine gewisse Ljudmilla, die wenige Zeit später an Tuberkulose verstarb. Er war zutiefst erschüttert und wollte sich mit Morphin umbringen. Doch er überlebte. Ihn zog es wieder in die Wissenschaft zurück und einige Zeit später verliebte er sich in die junge Olga, sie heirateten. Diese erkrankte jedoch an Typhus und starb. Verzweifelt wollte Metchnikoff sein Leben mit eben diesem Krankheitserreger beenden, doch er überlebte und fragte sich, wieso er so robust war und andere nicht. Als Bakteriologe sah er bald den Zusammenhang zwischen Gesundheit und den im Darm ansässigen Bakterien. Er fand ein Volk in Bulgarien, das besonders lange lebte und spezielle Joghurtkulturen – den Lactobacillus bulgaricus – aß. Metchnikoff entdeckte die »Probiotika«, was »für das Leben« bedeutet, da sie die Gesundheit fördern und somit die Lebensspanne verlängern.

einmal eine effiziente Schutzschicht, Abwehrschicht Nummer 4: das Lymphatische System. Hier schwimmen unendlich viele verschiedene Abwehrzellen: Killerzellen, Fresszellen und wie sie alle heißen! Diese lesen die Nachricht und schlagen zu!

Da im Dünndarm besonders viele Nährstoffe aufgenommen werden, gibt es hier besonders viele solcher Abwehrzell-Fabriken im Lymphgewebe, die Peyer-Plaques. Im Dickdarm hingegen, wo der Nahrungsbrei am längsten verweilt, haben wir die höchste Anzahl an Darmbewohnern. Perfekte Aufgabenverteilung, perfekte Abwehrmaßnahmen, perfektes Zusammenspiel verschiedener Faktoren. Wow, da kann man schon ganz schön beeindruckt sein.

Nun ist auch gut zu verstehen, warum es sich wirklich lohnt, auf seine Ernährung zu achten. Die guten Darmbewohner haben Vorlieben und sind auf bestimmte Nahrung angewiesen, nämlich auf Ballaststoffe (Seite 96). Diese sorgen dafür, dass die Darmbakterien diese wichtigen kurzkettigen Fettsäuren herstellen können. Diese wiederum sind nötig, wie eben beschrieben, für eine gut genährte Darmwand. Aber nicht nur das. Sie bestimmen auch das Milieu. Im Dickdarm soll es nämlich leicht sauer sein. Also unter pH 7. Kleiner Exkurs in die Chemie: Der pH-Wert gibt an, ob etwas sauer oder basisch (alkalisch) ist. 7 ist neutral. Von 7 nach 6 ist es 10× so sauer. Von 7 nach 8 ist es 10× so alkalisch. Essen wir dauerhaft die falsche Nahrung, stimmt das Milieu nicht mehr. Es verschiebt sich nach oben. Das darf nicht sein. Fäulnis bildet sich. Das macht die guten Darmbewohner ganz dusselig und sie hören auf zu arbeiten. Die Abwehr schwächelt. Und wenn erstmal die erste Barriere schwächelt, tun es logischerweise die anderen auch bald. Sie sind aufeinander angewiesen. Aber nichts ist einfacher, als für ein gutes Milieu zu sorgen! Mit den richtigen Lebensmitteln, den passenden Rezepten und ein paar anderen Tipps und Kniffen geht das!

Jeder Mensch ist zunächst ein unbeschriebenes Blatt

Kommen wir zur Welt, ist unser Darm erst einmal steril. Direkt im Geburtskanal ändert sich das. Der Kontakt mit der Scheidenflora der Mutter ist wie eine Initialzündung für das Immunsystem. Sie enthält Milchsäurebakterien und andere gute Keime, die der Säugling aufnimmt und die auch im Darm des Neugeborenen landen. Dies wird durch das Stillen weiter gefördert. In der Muttermilch befinden sich Faktoren (Bifido-Faktor), die es den besonders wünschenswerten Bifidobakterien schmackhaft machen, ebenfalls in den neuen Darm einzuziehen. Ebenso Milchsäurebakterien – und viele mehr. Erst durch die Besiedelung mit diesen Bakterien bildet sich die schon erwähnte Oberflächenstruktur. Und diese ist unabdingbar, um Nährstoffe aufnehmen zu können. Dieses Wechselspiel zwischen sich entwickelndem Immunsystem und der Bakterienbesiedelung hat schon viele Forscher interessiert. Man war sich über deren Nutzen nicht immer klar. Man hat Versuche gestartet, Tiere keimfrei aufzuziehen, um zu sehen, was passiert. Aber das ging nicht gut aus. Denn ohne Darmbakterien gibt es kein funktionierendes Immunsystem. Und dieses kann sich in einem keimfreien Milieu nicht bilden. Die Tiere waren nicht lebensfähig.

Kaiserschnitt und Flaschenmilch sind demnach ein Nachteil für die heranwachsenden Kinder. Das Immunsystem entwickelt sich oft etwas anders. Die ersten Keime sind nicht die der Mutter, sondern die der Umgebungsluft. Oft ist das Allergierisiko erhöht. Allergien sind immer überschießende Reaktionen des Immunsystems. Heute kann man aber gegensteuern, um die fehlende Schluckimpfung der Geburt nachzuahmen. Nicht immer hat Frau die Wahl und ein Kaiserschnitt ist zwingend notwendig. Auch eine Fehlbesiedelung der Vaginalschleimhaut kann zu ähnlichen Problemen führen. Frauen, die hiermit ein Problem haben, können, bevor sie eine Schwangerschaft anstreben, ebenfalls etwas tun (Vaginalzäpfchen: Fragen Sie Ihren Frauenarzt).

Natürlich wird das Baby schon im Mutterleib über das Blut der Mutter mit Antikörpern versorgt, man spricht von einer Leih-Immunität. Diese muss aber weiter aufgebaut werden. Über die Muttermilch werden demnach nicht nur Lockstoffe für die guten Bakterien serviert, sondern auch Antikörper der Mutter. Die Vierfach-Darmbarriere braucht nämlich Zeit, bis sie sich gebildet hat (etwa 2 Jahre). In der Kuhmilch findet sich das alles nicht. Dort finden sich Antikörper der Kuh für ihr Kälbchen und auch kein Bifido-Faktor.

Unspezifisches und spezifisches Immunsystem

Wenn wir zur Welt kommen, werden wir also auf einen Schlag in eine völlig neue Umgebung katapultiert. Passé ist das gemütliche Innere des Mutterleibes. Plötzlich lauern Gefahren aus dieser sonderbaren Umwelt. Das ist der Grund, weshalb ein Teil unseres Immunsystems schon angeboren mitgeliefert wird. Dazu gehören natürlich die Haut und die Schleimhäute (die nun, wie beschrieben, besiedelt werden) als rein mechanische Barriere. Dazu gehören aber auch Immunzellen, die nur darauf warten, dass ein Eindringling daherkommt. Diesen erkennen sie nämlich, weil er keine Markierung aufweist, die ihn als körpereigen identifizieren. (Die Eindringlinge reisen quasi ohne Pass und können sich nicht ausweisen!)

Diese ersten Zellen gehören zur Gruppe der Fresszellen, sehr bekannt sind die Makrophagen. Sie stülpen sich einfach über den Eindringling, ummanteln ihn und fressen ihn sozusagen auf. Dazu produzieren sie in ihrem Inneren eine starke Säure, um den Eindringling abzutöten. Das ist effektiv, denn 90 % all unserer Infektionen, man bekommt es manchmal gar nicht mit, werden so im wahrsten Sinne des Wortes im Keim erstickt.

Nutzt das nichts, verschafft diese Strategie erst einmal Zeit. Zeit, bis das andere Immunsystem, welches sich erst im Laufe des Lebens heranbildet und ständig dazulernt, den richtigen Scharfschützen an der richtigen Stelle platziert hat und ganz gezielt am Drücker ist. Das ist das spezifische Immunsystem. Es werden ganz gezielt Antikörper gebildet, die gegen diesen einen speziellen Krankheitserreger wirksam sind. Das dauert 7–10 Tage (etwa die Länge eines Schnupfens). Das wird sich dann dafür gut gemerkt und für den Fall, dass dieser Erreger noch einmal einen Angriff wagen sollte, sind die passenden Antikörper schon bereit. Ein Leben lang. Deshalb sind Kinderkrankheiten auch so wichtig für das Immunsystem. Es lernt dazu und verschafft uns eine gewisse Immunität. Eltern, die ihre kranken Kinder betreuen und pflegen, wissen außerdem, dass sie stets stärker aus der Krankheit hervorgehen und meist auch einen Entwicklungsschritt auf anderen Ebenen vollzogen haben.

Grippeviren zum Beispiel, sind nun aber jedes Jahr ein wenig anders. Deshalb ist es dem spezifischen Immunsystem nicht möglich, die passenden Antikörper gegen alle Varianten zu bilden. Der neue Erreger ist immer auch ein Überraschungspaket. Aber: Die Truppen im Abwehrsystem fit zu halten, hilft, dass schnellstmöglich der passende Gegenschlag erfolgen kann. Das Immunsystem besteht also aus »Generalisten« und »Spezialisten«.

Entzündung: Die Abwehr spielt mit dem Feuer

Wenn in unseren Körper Eindringlinge vorgedrungen sind, dann kann er sich also dagegen wehren. Es eilen sofort Zellen des unspezifischen Immunsystems zu Hilfe, dann die des spezifischen. Sie alle gehören zu den weißen Blutkörperchen, den Leukozyten. Davon gibt es so viele verschiedene Untergruppen, dass langsam klar wird, wie kompliziert und genial das Immunsystem funktioniert. Gemeinsam haben sie ein Ziel: Abwehr. Und diese erfolgt mittels einer Entzündungsreaktion. Hier ist das kleine Teilwörtchen »zünden« integriert. Das hat mit Feuer zu tun: heiß, rot, verzehrend, es tut weh. Denken Sie an einen entzündeten Hals zum Beispiel. Manchmal bekommt man Fieber. Auch ein Anschwellen des betroffenen Areals ist ein Zeichen. Alles Reaktionen, die uns sagen: Das Immunsystem ist in vollem Einsatz. Man spricht auch von einer »Immunantwort«.

Was wir nun hauptsächlich brauchen ist: Ruhe! Und Fieber ist eine sinnvolle Reaktion des Körpers, so werden Eindringlinge quasi gekocht! Denn die Erreger sind an die Körpertemperatur angepasst. Steigt diese, haben sie es schwer. Sie nehmen durch die Hitze sogar Schaden. Das zeigt: Fieber ist ein geschicktes Abwehrmanöver. Um die Temperatur zu steigern, holt sich der Körper die Wärme aus den Extremitäten und erhöht die Muskeltätigkeit. Schüttelfrost und Zittern sind die Folge. Halten Sie sich bei Fieber in jedem Fall schön warm, Sie unterstützen die Abwehr damit. Fieber zu unterdrücken, ist die falsche Maßnahme. Aber Fieber ab 39/40 Grad oder länger als 2 Tage anhaltend sollten Sie immer ärztlich abklären lassen.

SOS: Was tun, wenn der Hals schon kratzt?

Jeder kennt das: Man wacht morgens auf und merkt, dass etwas nicht stimmt. Irgendein Infekt hat einen erwischt! Nicht ärgern, sondern handeln! Denn auch jetzt können Sie noch etwas tun, um den Verlauf abzumildern. Starten Sie in den Tag mit dem aus dem Ayurveda stammenden Ritual des Ölziehens. Das sorgt direkt im Mundraum für eine effektive Entgiftung. Nehmen Sie 1 TL kaltgepresstes Sonnenblumenöl in den Mund und bewegen Sie es dort so lange wie möglich hin und her. (Kauen, Saugen, Schlürfen, jedoch auf keinen Fall Schlucken.)

Holunder-Wunder

Für 1 Glas
ca. 10 Min.

150 ml Holunderbeersaft • 50 ml Apfelsaft • 2 cm frische Ingwerwurzel • 1 Kuge rote Bete • 1 Spritzer Zitronensaft

- Holunderbeer- und Apfelsaft in einem Glas verrühren.

- Ingwerwurzel schälen, halbieren und in die Knoblauchpresse geben. Vorsichtig drücken, bis der Saft austritt, aber nicht durchpressen. Saft direkt in das Glas träufeln.

- Rote Bete schälen, in Stücke schneiden und entsaften, zum Drink geben und mit etwas Zitronensaft abschmecken.

Immunfact Power pur. Holunder und rote Bete stecken voller schützender Farbstoffe, Ingwer pusht die Abwehr zusätzlich.

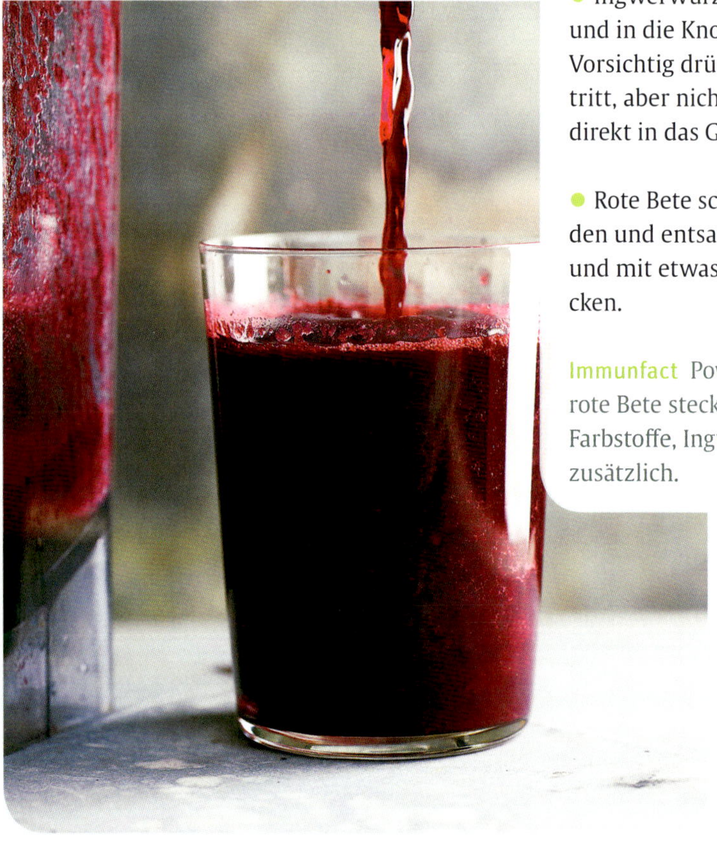

Wenn Sie das Öl dann ausspucken (nach 5–10 Minuten), sollte es milchig-weiß sein. Danach verwöhnen Sie sich mit einem frisch gebrühten Ingwertee. Die Wurzel wirkt antiviral und kann die Eindringlinge im Rachenraum in Schach halten. Auch das Kauen von kleinen Stückchen der frischen Ingwerknolle hilft.

Reichlich Vitamin C ist jetzt von Nöten. Der Körper benötigt besonders viel von diesem Schutzstoff, denn das Immunsystem verbraucht große Mengen davon. Deshalb sollten wir ihm Nachschub anbieten. Da jetzt eine hohe Dosis von 1–3 Gramm Vitamin C angesagt ist, empfehlen wir die Einnahme in Kapselform (»gepuffertes« Vitamin C ist besser verträglich). Auch Zink sollten Sie als Nahrungsergänzung zufügen. Lutschen Sie über den Tag verteilt niedrig dosierte Zinktabletten. Durch das Lutschen wirkt Zink direkt am Ort des Infektes. Eine Tagesdosis von 10–30 Milligramm (mg) ist jetzt empfehlenswert. Auch Propolis-Tropfen wirken direkt im Hals-Rachen-Raum. Sie sind ein starkes, natürliches Immuntherapeutikum.

Ganz wichtig: Entlasten Sie Ihren Körper durch Verzicht auf Nahrung, dann kann er die zur Verfügung stehende Energie ganz in die Abwehr stecken. Trinken Sie viel Tee und Wasser. Essen Sie 1–2-mal am Tag leicht verdauliche basische Gemüsesuppe oder trinken Sie eine heiße Brühe mit etwas angerösteten Haferflocken. Vermutlich werden Sie ohnehin wenig Appetit haben. Hören Sie auf Ihren Körper und geben Sie diesem Impuls nach. Versuchen Sie, jetzt viel zu schlafen, wenn Sie es einrichten können. Zumindest ein Mittagsschlaf sollte drin sein. Dann kann der Körper sich »in Ruhe« um die Erreger kümmern. Warme Fußbäder mit Basensalz helfen, den Infekt aus dem Körper zu ziehen.

Mit diesen Tipps können Sie die Viren vielleicht nich ganz abfangen, aber zumindest den Verlauf des Infekts abmildern.

Immunbotenstoffe im Einsatz: Kommando »Angriff!«

Damit alle Abwehrzellen, die sich überall im Körper aufhalten, gut aufeinander abgestimmt werden, braucht es jemanden, der das alles koordiniert. Das sind die Botenstoffe (Zytokine). Sie sind enorm wichtig. Sie schlagen Alarm, wenn irgendwo Eindringlinge identifiziert wurden und sie blasen zum Rückzug, wenn die Schlacht vorbei ist. Nur so ist zu gewährleisten, dass die Immunzellen an den richtigen Ort des Geschehens finden und sich auch wieder zurückziehen und nicht überreagieren. Die Botenstoffe geben den Takt vor, wie ein Dirigent: hier ein bisschen mehr Einsatz, dort etwas weniger. Man kennt mittlerweile über 100 verschiedene solcher Botenstoffe. Die meisten davon gehören zu den »Interleukinen«. Das Wort sagt es schon: Sie vermitteln (inter) zwischen den weißen Blutkörperchen (Leukozyten). Damit es nicht zu einem Kollateralschaden während des Abwehrgefechts kommt, gibt es noch Botenstoffe, die vor allem für den Schutz benachbarter Zellen sorgen (Interferone).

Ganz schön lernfähig: Das Immunsystem passt sich an

Ob wir gegen eine Krankheit »immun« sind oder nicht, hängt damit zusammen, ob wir schon vorher einmal mit diesem Erreger konfrontiert waren. Dann bilden die B-Zellen die passenden Antikörper. Haben wir genug davon produziert, bleibt sie unserem Immunsystem im Gedächtnis und wir müssen nicht noch einmal einen Krankheitsverlauf durchmachen, wenn der gleiche Erreger nochmals vorbeischaut. Es kann sofort der passende Gegenschlag erfolgen, dieser ist viel schneller und intensiver als der erste, der ja mehrere Tage dauern kann.

Es gibt aber auch eine T-Zell-Immunität. T-Zellen produzieren zwar keine Antikörper, reagieren aber sehr wohl auf Antigene, bilden für diese auch Rezeptoren, also Andockstellen aus und haben auch ein Gedächtnis. Sie holen dann entweder andere Abwehrzellen herbei oder vergiften die befallene Wirtszelle. Diese Art der Immunität lässt sich mit einem Antikörpertest jedoch nicht feststellen. Forscher entwickeln gerade neue Testverfahren, um auch hier bessere Ergebnisse zu erzielen.

Die Straße der Abwehrzellen: das Lymphsystem

Um Erreger, Fremdpartikel, Zellbruchstücke und auch entartete Zellen loszuwerden, haben wir unser Lymphsystem. Hiermit kann alles, was stört, und auch überschüssiges Wasser abtransportiert werden. Das Lymphsystem zieht sich durch den ganzen Körper. Ohne es würden wir nämlich sehr viel Wasser im Gewebe ansammeln. Durch die Blutgefäße sickert permanent nährstoffreiche Flüssigkeit ins Gewebe und umspült die Zellen, die sich daraus bedienen.
Und die Zelle gibt ihr Abwasser ans Gewebe wieder ab. Dieses wird dann über die Lymphe aufgenommen und abtransportiert. Unterwegs wird die Flüssigkeit in unzähligen Lymphknoten kontrolliert. Das sind die Abwehrzentren und Filterstationen. An bestimmten Stellen im Körper finden sich besonders viele Lymphknoten, z. B. am Hals, unter den Achseln, in der Leistengegend. Vielleicht haben Sie diese schon einmal ertastet, wenn sie bei einer Krankheit geschwollen waren. Dann nämlich ist in den Lymphknoten besonders viel los. Werden hier Erreger entdeckt, halten sich immer die verschiedensten Abwehrzellen bereit, um sich fleißig zu vermehren und anzugreifen.

Peyer-Plaques

Wichtig zu erwähnen ist auch das »Darm-assoziierte lymphatische Gewebe«, die sogenannten Peyer-Plaques. Diese befinden sich im Dünndarm. Und Sie wissen ja schon, dass der Darm eine entscheidende Rolle für das Abwehrsystem spielt. Hier lauert die größte Gefahr, durch die größte Kontaktfläche »nach außen«. In den Peyer-Plaques befinden sich die allermeisten Lymphfollikel in unserem Körper. Dort sitzt die größte Einheit von Antikörper-produzierenden Zellen. Und über das Lymphsystem sind diese Abwehreinheiten mit dem ganzen Körper vernetzt. Was hier passiert, wird überallhin kundgetan.

Pilze, Parasiten und unliebsame Reisemitbringsel

Neben dem Kampf gegen Krankheitserreger wie Bakterien und Viren, muss das Immunsystem auch mit Pilzen und Parasiten fertigwerden. Gerade Pilze sind wahre Überlebenskünstler. Diese nisten sich gerne in unserem Körper ein, wenn die Abwehr einmal geschwächt ist. Sie nutzen dann die Chance und bleiben haften. Das sieht man schon in der Natur. Aber genau wie in der Natur ist es so, dass das Milieu ganz entscheidend ist, ob sich ein Pilz wohlfühlt und gedeiht oder nicht. Die beste Strategie ist es also, die guten Keime zu stärken, um Pilze zu verdrängen.

Auch Reisen in ferne Länder mit ungewohntem Essen und anderen hygienischen Verhältnissen stellen das Immunsystem vor gewisse Herausforderungen, denn es ist an die hiesigen Verhältnisse angepasst. Auch fremdartige Parasiten sind ein Souvenir, auf das man gerne verzichten könnte. Das Gemeine an Parasiten ist, denken wir an unsere heimische Zecke, dass sie oft Überträger von Krankheitserregern sind. Auch sind viele Pilze an sich nicht gefährlich, sondern die von ihnen produzierten Gifte, wie beim Schimmelpilz das Aflatoxin. Auch diese muss das Immunsystem erkennen und Gegenmaßnahmen ergreifen.

Umweltgifte: schwerer Job für die Abwehr

Auch die moderne Umwelt mit ihren industriellen Schadstoffen ist für unser Immunsystem eine große Herausforderung. Denn nicht nur Krankheitserreger sind ein Job für unser Immunsystem, sondern alles, was fremd ist. Denken Sie an die Bilder einer Stadt unter Smog. Das

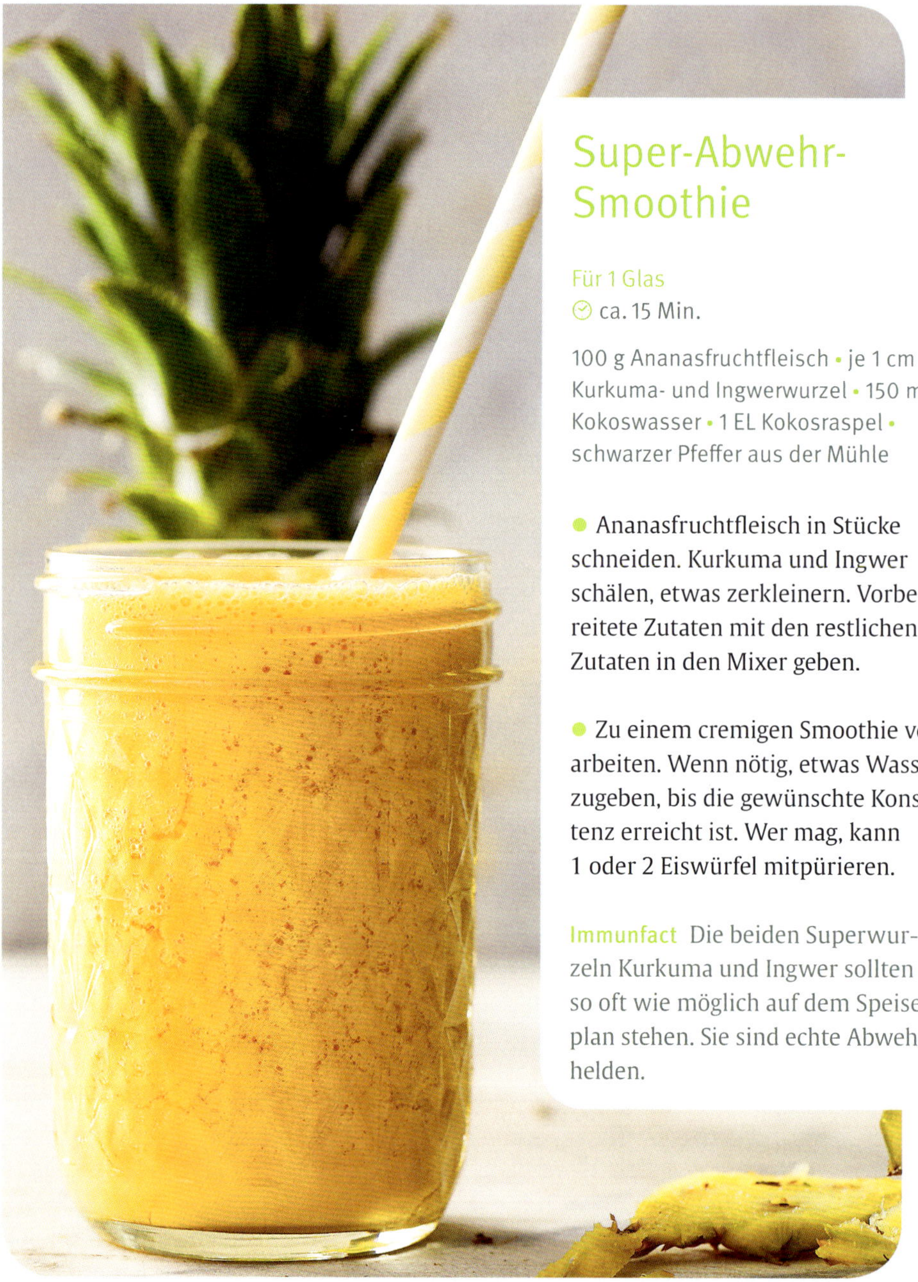

Super-Abwehr-Smoothie

Für 1 Glas

ca. 15 Min.

100 g Ananasfruchtfleisch • je 1 cm Kurkuma- und Ingwerwurzel • 150 ml Kokoswasser • 1 EL Kokosraspel • schwarzer Pfeffer aus der Mühle

- Ananasfruchtfleisch in Stücke schneiden. Kurkuma und Ingwer schälen, etwas zerkleinern. Vorbereitete Zutaten mit den restlichen Zutaten in den Mixer geben.

- Zu einem cremigen Smoothie verarbeiten. Wenn nötig, etwas Wasser zugeben, bis die gewünschte Konsistenz erreicht ist. Wer mag, kann 1 oder 2 Eiswürfel mitpürieren.

Immunfact Die beiden Superwurzeln Kurkuma und Ingwer sollten so oft wie möglich auf dem Speiseplan stehen. Sie sind echte Abwehrhelden.

ist für die Schleimhäute der Super-Gau. Smog kann jeder sehen. Aber gerade Feinstaub, Ultra-Feinstaub und Stickoxide stellen die Abwehr in den Atemwegen vor eine schwierige Aufgabe. Denn je kleiner die Partikel sind, umso unsichtbarer werden sie für unser Auge und umso besser können sie in den Körper eindringen. Sie tricksen die ersten Barrieren einfach aus. Sie gelangen dann sogar bis in die Blutbahn und müssen, wie auch ein Erreger, vom Immunsystem als Fremdstoff erkannt und eliminiert werden. Abgase im Straßenverkehr, Abrieb von Bremsen und Autoreifen, Aufwirbelungen von Staub auf Straßen, Böden und auch auf landwirtschaftlichen Nutzflächen, Heizwerke, Heizungen und Öfen in Wohnhäusern etc., man könnte diese Liste ewig fortführen.

Es gibt Untersuchungen, in denen Makrophagen, also unsere fleißigen Fresszellen, unter Laborbedingungen dem Feinstaub aus Bremsabrieb von LKWs und Bussen ausgesetzt wurden. Später wurden sie dann mit einem gängigen Krankheitserreger konfrontiert. Diesen wollten oder konnten sie aber nicht mehr so recht unschädlich machen. Des Weiteren wurden mehr Botenstoffe in Umlauf gebracht, die entzündungsfördernd wirken. Das Ergebnis: ein geschwächtes Immunsystem unter Dauerstress.

Oft überschätzt: die Rolle der Gene

Wenn es um unsere Gesundheit geht, wird vieles auf die Gene geschoben. Doch außer bei Erbkrankheiten, wie z.B. der Mukoviszidose, haben die Gene viel weniger Macht, als wir denken. Sie beeinflussen unsere Gesundheit nur zu rund 30%. Der überwiegende Teil wird dadurch bestimmt, wie, wo und unter welchen Bedingungen wir leben. Treten Erkrankungen vermehrt familiär auf, ist dies ein Zeichen dafür, dass Familienmitglieder oft die gleichen Gewohnheiten etablieren, die gleiche Nahrung essen und in der gleichen Umgebung leben. Und auch wie fit unser Immunsystem ist, liegt in erster Linie an diesen Einflussfaktoren. Dies zeigte z.B. eine beeindruckende Studie des Karolinska-Institutes an eineiigen Zwillingen (dieselben Erbanlagen): Die Anpassungsfähigkeit des Immunsystems war stark abhängig von äußeren Faktoren. Mit zunehmendem Alter entwickelte sich das Immunsystem aufgrund des Lebensstils unterschiedlich, messbar an vielen verschiedenen Immunparametern. Getestet wurde auch die Reaktion auf den saisonalen Grippevirus. Hier konnte kein einziger Zusammenhang zwischen den Genen und der jeweiligen Immunreaktion festgestellt werden.

Wenn das Immunsystem aus dem Lot geraten ist

Wie Sie nun wissen, ist das Immunsystem ganz schön komplex. Dass bei der Abwehr auch Probleme auftreten können, ist leider manchmal der Fall. Denn bei aller Abwehr ist eines besonders wichtig: Toleranz. Autoimmunerkrankungen oder Allergien sind die Folge einer gestörten Toleranz, und die Zahl der Betroffenen nimmt stetig zu. Unsere Umwelt hat sich so rasant verändert, dass das Immunsystem mit der Anpassung nicht so recht hinterher zu kommen scheint. Unsere moderne Ernährung hat mit all ihren Zusatzstoffen und einer starken Verarbeitung nichts mehr mit den Lebensmitteln früherer Generationen zu tun. Auch Umweltgifte haben stark zugenommen, eine übertriebene Hygiene, Stress etc. Gene scheinen auch hier nur eine untergeordnete Rolle zu spielen, dazu sind die Entwicklungen dieser Erkrankungen zu schnell.

Angriff auf den eigenen Körper: Autoimmunerkrankung

Wenn das Immunsystem eine gestörte Toleranz gegen die eigenen gesunden Körperzellen entwickelt, spricht man von einer Autoimmunerkrankung. Der Körper bildet Antikörper gegen körpereigene Strukturen. Typ-1-Diabetes ist eine solche Erkrankung. Hier werden fälschlicherweise die Insulin-produzierenden Zellen der Bauchspeicheldrüse als Feinde angesehen und angegriffen. Diese werden so stark zerstört, dass kein Insulin mehr hergestellt werden kann und infolge davon dieses lebenswichtige Hormon dauerhaft zugeführt werden muss. Oder Hashimoto-Thyreoiditis, eine weit verbreitete Autoimmunkrankheit, in deren Verlauf die eigene Schilddrüse zerstört wird. So gibt es noch sehr viel mehr Beispiele.

Dass es zu solch gravierenden Fehlern im Immunsystem kommt, scheint eine Verkettung sehr unglücklicher Umstände zu sein: Eine gewisse genetische Disposition wird vermutet, Frauen sind häufiger betroffen als Männer, dann kommen Umwelteinflüsse hinzu (wie die Konfrontation mit einem Erreger, Stress, Medikamenten oder Umweltschadstoffen). Dann müssen sich die B- und T-Zellen beide irren und auch gleich blöd reagieren. Möglicherweise passiert das, wenn sie schon während ihrer sogenannten Ausbildungszeit aktiviert werden.

Ein weiterer Zusammenhang liegt im Darm. Denn hier haben wir den größten Speicher unseres Immunsystems. Es ist hinreichend belegt, dass Störungen im Darm, ausgehend von Funktionsstörungen der Darmbarriere (Seite 16), auch bei der Entstehung von Autoimmunerkrankungen eine große Rolle spielen.

Immunsystem im Panikmodus: Allergien

Ist die Toleranz nicht gegen eigene Körperzellen gestört, sondern gegen normalerweise harmlose Substanzen wie Birkenpollen oder beispielsweise Haselnüsse, dann spricht man von einer Allergie.

Das Immunsystem reagiert nicht angemessen, sondern schießt über das Ziel hinaus. Es erkennt überall Feinde, ist viel zu misstrauisch und löst ständig Entzündungsreaktionen aus. Beim Heuschnupfen erkennt man das an tränenden Augen, einer triefenden Nase, Juckreiz, geschwollenen Schleimhäuten und Abgeschlagenheit.

Im Gegensatz zu Autoimmunerkrankungen, die meist chronisch verlaufen, sind Allergien in der Regel gut therapierbar (abgesehen von sehr schweren Allergien, z. B. gegen Erdnüsse, die zu einem allergischen Schock führen können). Auch hier ist der Darm Dreh- und Angelpunkt. Bringt man den Darm auf Vordermann, indem man die aus dem Lot geratene Darmflora reguliert und die entzündete Darmschleimhaut behandelt, kann man Allergien gut in den Griff bekommen. Vor allem, wenn dann noch die richtige Ernährung dazukommt.

Darmstörungen als Auslöser: Leaky gut

Für Allergien und Autoimmunkrankheiten spielt der Darm eine wesentliche Rolle. Denn alle oben genannten Punkte, wie Umweltschadstoffe, Stress, stark verarbeitete Lebensmittel, aber auch viele Medikamente wie Antibiotika, Antibabypille, Cortison etc. sind für unseren Darm einfach eine Qual. Es kann zu einer Fehlbesiedelung der Darmbakterien kommen, die erste Immunbarriere im Darm ist somit gestört. Infolge davon werden nicht mehr genügend kurzkettige Fettsäuren produziert, welche die guten Bakterien sonst liefern. Mit diesen wird die Darmwand genährt.

Ist also das erste Glied in der Abwehr schon schwach, wird die Darmwandzelle auch schwächer. Diese Zellen sind mit Verbindungsstücken eng aneinandergebunden, den »tight junctions« (etwa: enge Verbindungen, Nahtstellen). Schwächeln diese, kommen größere Nahrungsmittelbestandteile oder Bakterienbruchstücke in den Blutkreislauf, den sie sonst so nie betreten würden. Auch andere Schadstoffe, die den Darm sonst mit dem Stuhl verlassen, gelangen so ins Blut. Dass nun die Abwehrzellen, die hier patrouillieren, Alarm schlagen, ist klar. Es entsteht infolge der Abwehrreaktion eine Dauerentzündung. Das kann das Immunsystem im ganzen Körper so stark irritieren, dass es fehlgeleitet wird und eine Autoimmunreaktion oder Allergie auslöst.

Die Gegner des Immunsystems

Natürlich denken wir schon primär an Viren und Bakterien, wenn es um die Gegner unseres Immunsystems geht. Aber was wissen wir eigentlich über sie?

Schmarotzer auf Tour: leblose Lebenskünstler

Viren befallen nicht nur uns Menschen, sondern alles, was lebt. Sie selbst können sich ohne einen Wirtorganismus nicht behaupten. Sie benötigen eine fremde Zelle, um sich zu reproduzieren. Egal ob Pflanze, Tier oder Mensch. Sie haften sich an die Zellen der neuen Wirte an, dringen in eine oder mehrere davon ein und zwingen dort das Erbgut, ganz viele neue Viren an ihrer Stelle zu produzieren. Man bezeichnet Viren als »leblos«, da sie sich nicht selbst vermehren und für sich keine Energie bereitstellen können. Man kann sie auch als Übergang von der leblosen in die lebendige Welt betrachten. Ihre Winzigkeit ist enorm. Schon unsere Körperzellen sind winzig klein (1–30 Mikrometer, das sind tausendstel Millimeter), Bakterien sind bisweilen noch kleiner (im Durchschnitt 0,1–10 Mikrometer) und Viren messen nur 20–300 Nanometer, das sind sogar nur Millionstel Millimeter! Das ist unvorstellbar winzig. Sie schaffen es, sich sämtlichen Gegebenheiten anzupassen, sie sind überall zu finden: in sehr sauren heißen Quellen, in alkalischem Gewässer, in der Tiefsee, unter 30 Meter dicken Eisschichten, 2000 Meter unter der Erde und eben auch in unserem Körper.

Die Darmbewohner kennen Sie ja schon aus dem ersten Kapitel. Wir beherbergen dort sehr viele davon, Sie erinnern sich? Es sind 100 Billionen. Aber: Auf ein einzelnes Darmbakterium kommen ca. 100 Viren! Das ist eine recht neue Erkenntnis und man weiß noch nicht so genau, was für eine Aufgabe sie dort haben. Wahrscheinlich leben sie dort auch in einer Art Symbiose mit den Darmbakterien. Aktuell wird diskutiert, ob sie dabei helfen, die Darmbakterien in Abwehrbereitschaft zu halten. Das wäre nett.

Viren: kleine Piraten im Auftrag der Reproduktion

Also, Viren sind schwierig zu verstehen, weil sie so gar nicht mit sonst etwas vergleichbar sind. Sie gelten als leblos, aber so ganz und gar nun eben doch nicht. Denn obwohl sie keinen eigenen Stoffwechsel haben und sich nicht selbst reproduzieren können, schaffen sie es, sich auszubreiten, sich anzupassen und überall mitzumischen. Wie sehen sie also aus? Was macht sie aus? Man kann sie als kleine organische Strukturen bezeichnen, die genetisches Material enthalten, umgeben von einem »Kapsid«, einer Proteinhülle. Das war's. Fast. Denn einige Viren enthalten nochmals eine Hülle aus Fetten (Lipid-Membran), ähnlich unseren Körperzellen. Dann haben sie noch Rezeptoren, die genau zu den Zellen passen, zu denen sie gerne möchten. Das sind die Enterhaken der kleinen Piraten. Damit erkennen sie ihre Zielzelle und haften sich damit an, um ins Zellinnere zu gelangen. Dort kapern sie sich unser Erbgut, unsere DNA, und überschreiben unser Programm mit ihrem eigenen, indem sie ihre eigene DNA oder RNA aufspielen. Deshalb heißen Computerviren »Viren« und nicht Bakterien! Das Virenprogramm ist dominant. Der Zelle bleibt nichts anderes übrig, als zu gehorchen: sie produziert fortan kleine Virenkopien en masse. Dies geht so lange, bis die Zelle platzt, die Viren frei werden und sich ihrerseits eine neue Zelle suchen, um dort das gleiche Spiel zu treiben. Manche Viren veranlassen die Zelle auch dazu, die neuen Virenreplikate nach außen abzugeben, ohne dass die Zelle abstirbt. So kann nochmals um ein Vielfaches mehr produziert werden. Nach der Infektion mit einem Grippevirus können sich so nach nur ein paar Tagen mehrere 100 Billionen dieser kleinen Piraten im Körper befinden! Daher kommt die Redewendung »viral gehen«, um zu beschreiben, wie schnell sich etwas in den digitalen Medien ausbreitet. Harte Zeiten für die Immunabwehr, zum Glück verfügen wir in der Regel über viele fleißige Piratenjäger!

Der Ernstfall: Was aber, wenn Viren krank machen?

Viren sind so winzig, dass sie schnell über unsere Schleimhäute in Mund, Nase, Augen, aber auch im Uro-Genital-Bereich eindringen können. Der Corona-Virus zum Beispiel gelangt über die Luftröhre in die Lunge. Auch über Insekten- oder Zeckenstiche können Viren in den Körper gelangen. Je nach Zielzelle können Viren unterschiedliche Krankheiten verursachen. Sie können Leberzellen befallen

(Hepatitis), weiße Blutkörperchen (AIDS), Nervenzellen (Tollwut), Hirnhautzellen (Enzephalitis), die Hautzellen (Herpes) etc. Sehr viele Viren befallen die Zellen der Atemwege. Man nennt sie deshalb »respiratorische Viren«. Dazu zählen die Schnupfenviren (Rhinoviren), Grippeviren (Influenzaviren) und die Coronaviren.

Unser Magen-Darm-Trakt ist ebenfalls häufig das Ziel der winzigen Piraten. Der bekannteste ist wohl der Norovirus: Leidet einer an Durchfall, haben es bald alle! Nur strengste Hygiene hilft, um hier eine Ausbreitung zu unterbrechen. Auch viele Kinderkrankheiten haben viralen Ursprung: Windpocken, Masern, Röteln. Doch denken Sie jetzt nicht, dass jeder Virus den Menschen sofort krank macht. Ein gut gerüstetes Immunsystem ist durchaus in der Lage, mit den Eindringlingen fertig zu werden. Wer es hegt und pflegt, wird nicht so leicht von Viren überrumpelt.

Und noch einen Virus kennt fast jeder: Herpes! Fast 90 % der Weltbevölkerung ist mit diesem Virus infiziert. Jedoch sind die Anzeichen längst nicht bei allen Menschen zu finden. Aber hat man ihn einmal, bleibt er für immer. Meistens schlummert er aber versteckt in unseren Nervenzellen. So tarnt er sich für das Immunsystem. Sieht er aber die Gelegenheit, z. B. weil sein »Wirt« gerade Stress hat, dann wacht er auf und vermehrt sich fleißig. Es kommt zu den bekannten Problemen: unangenehme Pusteln auf der

Zwiebelsaft: Medizin aus der eigenen Küche

In dem Küchengemüse stecken schwefelhaltige Verbindungen wie Alliin, ätherische Öle, Vitamine und Mineralstoffe. Bei roten Zwiebeln kommen noch zellschützende Anthocyane hinzu. Schon seit Jahrhunderten weiß man um ihre hervorragende antientzündliche, antibakterielle, antiallergische und die Lungen schützende Wirkung. Das macht sie zur Allzweckwaffe bei Erkältungen. In der Homöopathie kennt man das Mittel Allium Cepa, das ebenfalls aus der Zwiebel gewonnen wird. Der heilende Zwiebelsaft ist ganz einfach selbst herzustellen: 2 rote Zwiebeln in feine Streifen schneiden, mit 1–2 EL Sharkara Zucker (ayurvedischer Zucker) oder Vollrohrzucker bestreuen. Umrühren und einige Stunden ziehen lassen. Dabei sondert sich ein Sud ab, der Zwiebelsaft. Diesen mehrmals täglich einnehmen (ca. 1 EL pro Dosis). Auch die Zwiebeln selbst können Sie verwenden: für Salate, auf einer Brotscheibe oder zum Kochen. So lässt sich ganz einfach ein wirksames Hausmittel mit Immunschutz herstellen.

Lippe. Auch wenn sich Menschen vor etwas ekeln, ist dies Stress, genauso wie Liebeskummer, zu viel Sonne oder eine beginnende Erkältung. Die Betroffenen kennen ihre Auslöser meist sehr gut und können auf die lästigen Lippenbläschen direkt warten. Unsere Tipps, um das Immunsystem zu stärken, helfen auch hier, Ausbrüche möglichst gering zu halten.

Auch Tiere können Viren auf uns Menschen übertragen, vor allem Stechmücken (Dengue-Fieber, Malaria) und Zecken (FSME). Zur Behandlung von Viruserkrankungen gibt es einige Virustatika, die eine weitere Ausbreitung im Körper verhindern sollen. Bei der Behandlung von HIV gibt es hierbei Erfolge. Ansonsten ist es sehr schwierig, da Viren sehr wandlungsfähig sind. Im Allgemeinen werden nur die Symptome behandelt: Hustenstiller, Nasentropfen, Fiebersenker etc. Bei vielen Viruserkrankungen heilt die Krankheit nach einer gewissen Zeit von alleine aus. Sie kennen den Spruch: der Virus kommt drei Tage, bleibt drei Tage und geht drei Tage. Bei Schnupfenviren ist das in jedem Falle richtig!

Grippeviren können zu heftigeren Krankheitsverläufen führen und auch tödlich sein. Vielleicht erinnern Sie sich noch an die Grippewelle von 2018, die es in sich hatte. Grippeviren verändern sich, so kommen sie uns jedes Jahr erneut unter. Manchmal besonders schwer. Die meisten Grippeviren sind der Influenza-A-Viren-Gruppe zugeordnet. Doch in der Grippesaison 2017/18 waren vermehrt auch die selteneren Influenza-B-Viren unterwegs. So kam es zu besonders schweren Erkrankungen. Es ist schwierig, genaue Zahlen zu ermitteln, Todesopfer gab es nachgewiesenermaßen »nur« 1674. Hierbei fehlen jedoch jene, bei denen keine labortechnische Untersuchung erfolgte. Die Grippe ist nicht meldepflichtig. Deshalb wird jedes Jahr zusätzlich eine Übersterblichkeit ermittelt, ein Wert, der zeigt, wie hoch die Sterblichkeit im Vergleich zu einem Referenzjahr war. 2017/18 betrug diese Übersterblichkeit 25.000 Tote, die dann der Grippe zugeordnet wurden. Seitdem gab es nicht mehr so hohe Opferzahlen.

Aktuelle Herausforderung: Corona-Virus SARS-CoV-2

Der SARS-CoV-2-Virus ist eine neue Variante einer schon seit den 1960ern bekannten Corona-Erreger-Familie. SARS steht für »severe acute respiratory syndrom«. Die Krankheit, die SARS-CoV-2 verursacht, heißt Covid-19, weil sie im Jahre 2019 zum ersten Mal identifiziert wurde. Der Erreger misst 140 Millionstel Millimeter (Nanometer) und ist somit 500-mal kleiner als der Durchmesser eines Haares. Er wird über die Atemluft aufgenommen, über kleine Tröpfchen oder noch kleinere Aerosole (Schwebeteilchen) in der Luft. Er nistet sich dann in den Schleimhäuten der oberen Atemwege ein. Der Virus ist rund und hat viele Ärmchen, die Spike-Proteine, Sie alle kennen das Bild. Er sieht aus wie eine Krone, deshalb der Name »Corona«. Diese Spikes sind die Enterhaken. Damit hat es der Virus auf Zellrezeptoren abgesehen, auf die ACE-Rezeptoren, um genau zu sein. Vielleicht kennen Sie ACE-Hemmer, das sind bestimmte Blutdruckmedikamente. Denn diese Rezeptoren helfen dabei, den Blutdruck zu regulieren. An diesen Rezeptoren haften die Spikes ganz besonders gut, viel besser als frühere Corona-Viren. Ein körpereigenes Enzym (Furin) hilft ihm dabei auch noch (übrigens: Aktuelle Erkenntnisse deuten darauf hin, dass Vitamin D dieses Anhaften hemmen könnte). Die Ziele der Corona-Viren sind primär der Rachen und die Lungen. Dort vermehren sie sich und können dabei wichtiges Lungengewebe zerstören. Nach dem Eindringen in eine Zelle werden dort zig Millionen Viren produziert und wieder nach draußen transportiert, bevor die Zelle schließlich abstirbt.

Die neuen Viren lösen eine Kettenreaktion aus. Immer mehr Zellen werden befallen. Natürlich wird das Immunsystem aktiviert. Fresszellen kommen zuerst auf den Plan, um die Viren abzuwehren. Später kommen Killerzellen hinzu, die die befallenen Zellen und Zelltrümmer entsorgen sollen. Botenstoffe, die Zytokine, die alles über Entzündungsreaktionen koordinieren sollen, werden aktiv. Sie sind sogar so aktiv, dass man von einem »Zytokin-Sturm« spricht. Dieser hört nicht auf, die Entzündungen zu verstärken, das Immunsystem reagiert stark über. Ist die Lunge betroffen, kann sich hieraus eine Lungenentzündung entwickeln. Die Lungenbläschen füllen sich mit Wasser, das voller Abwehrzellen ist. Das macht aber das Atmen schwierig. Manche Patienten müssen deshalb künstlich beatmet werden. Es können aber auch andere Organe wie das Herz, die Nieren oder auch die Blutgefäße betroffen sein.

Zum Glück ist das nicht immer der Fall. Viele Menschen entwickeln auch gar keine oder nur milde Krankheitssymptome. Viele Variablen also. Es ist noch viel Forschung nötig. Was den Umgang mit dem neuen Corona-Virus so schwierig macht, ist, dass Virenträger schon ansteckend sind, bevor sich die ersten Symptome zeigen, wenn sie sich überhaupt zeigen. Somit kann man den Virus verbreiten, ohne dass man sich dessen bewusst ist. Andererseits deutet sich an, dass das Ansteckungsrisiko durch Infizierte ohne Symptome nur sehr gering ist und eine untergeordnete Rolle spielt.

Kommt es aber zur Ansteckung, sind Husten, Fieber, Schnupfen, Kopfschmerzen, Atemnot und der Verlust des Geruchs- und Geschmackssinns die häufigsten Symptome. Die Vernetzung der Welt, die gigantischen Handelsströme der Wirtschaft, die Reisemöglichkeiten machen es Erregern heute besonders leicht, sich über die ganze Welt zu verbreiten.

Aber da es sich um einen umhüllten Virus handelt, dessen äußere Fettschicht sich durch Seife zerstören lässt, ist Händewaschen extrem sinnvoll. Denn mit den Händen fuchteln wir ja allzu gerne im Gesicht herum, ganz nah an den Eintrittsstellen des Virus. Auch der Aufenthalt in engen, schlecht belüfteten Räumen mit vielen Menschen, die womöglich noch singen oder schreien, ist ein Fest für den Virus. Übrigens: Corona-Viren gibt es nicht erst seit dem vergangenen Jahr. An den Menschen adaptierte Corona-Viren lösen auch kein Krankheitsgeschehen aus. Nur die vom Tier übergesprungenen Viren können beim Menschen zu Gesundheitsproblemen führen. SARS im Jahre 2003 und MERS im Jahre 2012 sind Beispiele dafür. Auch sie führten vereinzelt zu schweren Lungenentzündungen.

Bakterien als Vorfahren: wie das Leben begann

Die ersten Lebewesen auf unserem Planeten waren Bakterien. Sie bildeten sich im Urmeer vor über 3 Milliarden Jahren als kleinste Einzeller. Sie sind auch heute noch überall zu finden: in der Luft, im Wasser, in der Erde. Sie sind sehr anpassungsfähig, äußerst stabil und ganz simpel strukturiert. Sie enthalten ihr Erbgut im Inneren der Zelle, umhüllt von einer Membran. Bakterien sind oft mit »Geißeln« versehen, mit denen sie sich fortbewegen können. Im Inneren haben sie ihren eigenen Stoffwechsel. Das macht sie unabhängig. Sie vermehren sich durch Zellteilung und tun das auch munter, wenn ihnen das Milieu gefällt. Denn sie sind zwar Einzeller, aber keine Einzelgänger. Sie können ganz unterschiedlich aussehen und unterschiedlichste Eigenschaften haben. Auch wir können sie als unsere Vorfahren ansehen, denn aus ihnen entstammt das gesamte Leben, aus ihnen hat sich alles entwickelt, jedes Tier, jede Pflanze und so auch wir.

Außerdem begleiten sie uns noch immer auf Schritt und Tritt, auf uns und in uns. Denn nicht nur im Darm, auch auf unserer Haut sitzen sie und ernähren sich von unserem Schweiß und Talg. Infektionskrankheiten stellten die Menschheit früher vor große Rätsel. Man ging davon aus, dass die Säfte im Inneren des Menschen krankmachen, so sagten die alten Griechen. Oder dass die Götter eine Strafe schickten, glaubte man im Mittelalter.

Heimliche Herrscher: Bakterien bestimmen

Wir mit ihnen oder sie mit uns? Der Begriff »Mikrobiom« bezieht sich auf die Gesamtheit der Gene, die sich in den Darmbakterien befindet, bzw. mit »Darmmikrobiom« meint man »alle Darmbakterien«. Unser Darmmikrobiom hat mengenmäßig mehr Gene, als wir selbst aufweisen können. Wer beeinflusst hier also wen? Man kann unsere Darmflora grob einteilen: in Bakterien, die Sauerstoff brauchen und verbrauchen, die aeroben Keime, und solche, die in einem sauerstoffarmen Milieu leben: die Anaerobier. Das ist ein Wechselspiel, die einen brauchen die anderen. Dann kann man sie noch in die Säuerungsflora und die Fäulnisflora unterteilen. Die ersten produzieren in ihrem Stoffwechsel Säuren, die uns gut tun und wichtige Aufgaben erfüllen, die zweiten produzieren Fäulnisgifte. Man spricht auch von Endotoxinen. Selbst gemachtes Gift.

Zum Glück lässt sich das auch gut über die Ernährung und unseren Lebensstil beeinflussen. Vielfältige, abwechslungsreiche und vor allem überwiegend pflanzliche Kost punktet hier. Denn je vielfältiger die Nahrung, umso vielfältiger die Besiedelung im Darm. Stellen Sie sich in der Landwirtschaft die großen Monokulturen in Südamerika vor. Artenvielfalt: nicht vorhanden. Im Gegensatz dazu den bunten Urwald. Hier ist eine enorme Fülle an verschiedenen Arten zu finden. Alle leben in einem bunten Miteinander. So soll es auch in unserem Darm aussehen. Denn eine schöne Bakterienvielfalt produziert so allerhand nützliches für uns: Vitamine, Enzyme, Milch- und Essigsäure … Dann ist das Immunsystem bestens aufgestellt und fremde Keime können uns nicht so schnell etwas anhaben.

Im Ungleichgewicht: Wenn Bakterien krank machen

Die meisten bakteriellen Infektionen betreffen, wie bei den Viren, die Atemwege oder den Magen-Darm-Trakt. Oft ist die Krankheitssymptomatik schlagartig da, Fieber stellt sich schnell ein, ein Husten ist eher feucht und mit Auswurf. Dagegen sind Schmerzen im Bewegungsapparat in diesem Zusammenhang eher selten. Werden Bakterien als Krankheitserreger nachgewiesen, helfen Antibiotika. Diese sollten aber nur eingesetzt werden, wenn es gar nicht anders geht. Denn sie zerstören auch die guten Bakterien und nicht selten ist man nach einer Antibiotikatherapie viel anfälliger für weitere Keime, ein Teufelskreis. Auch die Ausbreitung multiresistenter Keime geht auf das Konto von zu leichtfertigem Antibiotikagebrauch. Was sich kaum jemand bewusst macht: Nur 1 % aller Bakterien verursacht Krankheiten, die übrigen gelten als harmlos oder sogar nützlich.

Gefahr für alle: Antibiotika in der Massentierhaltung

Zwar ist es seit 2006 verboten, Antibiotika als Mastbeschleuniger in der Tierhaltung einzusetzen. Aber zu therapeutischen Zwecken ist eine Anwendung gang und gäbe. Werden in einem Hühnerstall mit tausenden von Tieren einige krank, werden gleich alle mitbehandelt, um eine Epidemie zu verhindern. Darauf ist zurückzuführen, dass dort schon zu 40 %

Kleiner Hygiene-Ratgeber

Zur Vorbeugung vor Infektionen kann man verschiedene Maßnahmen ganz leicht selbst ergreifen. Sinnvoll aus unserer Erfahrung als Heilpraktiker und Fastenleiter sind folgende:

- häufiges und gründliches Händewaschen mit Seife, auch in den Fingerzwischenräumen und die Fingerkuppen kräftig einseifen
- nicht dauernd ins Gesicht fassen, vor allem nicht mit ungewaschenen Händen
- ausreichend Abstand zu infizierten Personen halten
- Menschen nicht anniesen oder anhusten (in die Armbeuge oder noch besser in ein Taschentuch und dieses dann entsorgen)
- Hygiene bei der Mahlzeitenzubereitung, kritische Lebensmittel (z. B. Geflügel) ausreichend garen, abkochen
- Arbeitsplatten und Arbeitsgeräte in der Küche mit heißem Wasser und Spülmittel reinigen
- Räume regelmäßig und gut lüften
- Türklinken, Türgriffe und Lichtschalter öfters reinigen
- Küchen-, Bad- und Bettwäsche sollten bei 60 Grad mit Vollwaschmittel gewaschen werden
- Schutz beim Geschlechtsverkehr (Kondome)

mit sogenannten Reserveantibiotika gearbeitet wird. Das sind Antibiotikawirkstoffe, die schon älter sind, aber wegen ihren starken Nebenwirkungen abgelöst wurden. Jedoch werden sie genutzt, wenn bei Patienten die gängigen Medikamente nicht mehr helfen. Werden diese nun in den Tierställen mehr und mehr eingesetzt, können wir uns ausrechnen, dass auch diese bald nicht mehr helfen. Achten Sie deshalb ganz besonders auf die Herkunft und die Qualität tierischer Produkte, sofern Sie welche essen möchten. Mit einer weitgehend pflanzlichen Kost, wie wir sie in unserem Ernährungskapitel empfehlen, trägt man auch hier zu mehr Nachhaltigkeit bei. An antibiotikaresistenten Keimen sterben allein in Deutschland jedes Jahr nach Schätzung von Experten etwa 2400 Menschen.

Selbsttest

Wie fit ist mein Immunsystem?

Der folgende Test gibt Aufschluss über den aktuellen Status Ihres Immunsystems. Die Auflösung zeigt nicht nur, wie gut Ihre Abwehrkräfte funktionieren, Sie erhalten auch gezielt Hinweise darauf, in welchen Bereichen Sie aktiv werden können, um Ihr Immunsystem wieder richtig stark zu machen.

So geht's

Sie erhalten 20 Fragen zu unterschiedlichen Themenfeldern. Pro Frage gibt es 3 Antwortmöglichkeiten. Kreuzen Sie bitte die am ehesten zutreffende Antwort an.

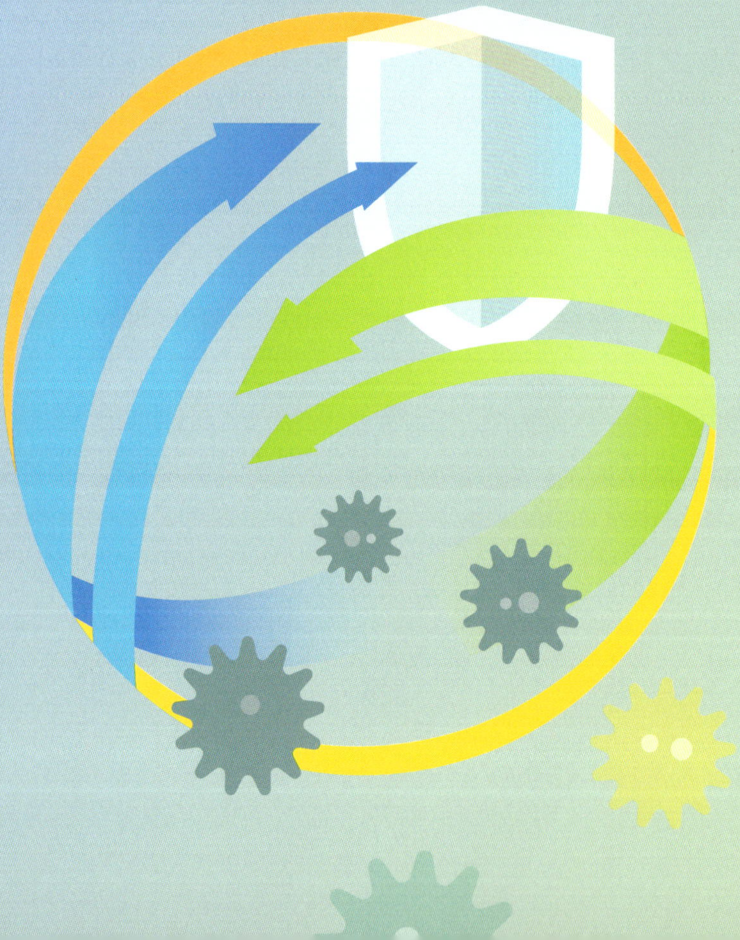

Die Testfragen

Ich bin ...

- Nichtraucher (0)
- Gelegenheitsraucher (1)
- Raucher (2)

Meine täglichen Herausforderungen empfinde ich ...

- als sehr belastend (2)
- häufig als belastend (1)
- als nicht sehr belastend (0)

Alkohol trinke ich ...

- an 4 oder mehr Tagen pro Woche (2)
- an 2 bis 3 Tagen pro Woche (1)
- gar nicht oder selten (0)

Ich leide unter chronischen Erkrankungen wie Diabetes, Herz-Kreislauf-Erkrankungen, Atemwegserkrankungen, Durchfall oder Entzündungen ...

- ja (2)
- ja, die Erkrankung ist jedoch inzwischen ausgeheilt (1)
- nein (0)

Sport treibe ich ...

- öfter als 2-mal pro Woche (0)
- 1- bis 2-mal pro Woche (1)
- gar nicht oder sehr selten (2)

An einer Erkältung oder anderen Infekten leide ich ...

- 1- bis 2-mal pro Jahr (1)
- mehr als 2-mal pro Jahr (2)
- höchstens 1-mal pro Jahr (0)

Obst und Gemüse esse ich ...

- nicht sehr oft (2)
- jeden Tag (1)
- mehrere Portionen täglich (0)

Schokolade, Gummibärchen, Kekse und Kuchen verzehre ich ...

- täglich (2)
- mehrmals pro Woche (1)
- selten (0)

Pro Tag trinke ich etwa ...

- 1 Liter Wasser (2)
- 1–1½ Liter Wasser (1)
- mehr als 1½ Liter Wasser (0)

Ich schlafe im Durchschnitt ...

- weniger als 6 Stunden pro Nacht (2)
- 6–8 Stunden pro Nacht (0)
- mehr als 8 Stunden pro Nacht (2)

Fastfood wie Pizza, Hamburger und Pommes Frites esse ich ...

- nie (0)
- hin und wieder (1)
- mehrmals pro Woche (2)

Mein Alltag ist ...

- meist sehr stressig (2)
- manchmal stressig (1)
- eher nicht so stressig (0)

Allergien sind für mich ...

- leider ein Dauerthema (2)
- hin und wieder ein Thema (1)
- zum Glück kein Thema (0)

Ich fühle mich ...

- häufig kraftlos und müde (2)
- manchmal etwas müde und energielos (1)
- meistens fit und leistungsfähig (0)

Mit frischen Zutaten koche ich ...

- täglich (0)
- mehrmals pro Woche (1)
- nicht sehr oft (2)

Unter Herpes simplex oder Lippenherpes leide ich ...

- häufig (2)
- selten (1)
- nie (0)

Ich schlafe in der Regel ...

- sehr gut (0)
- mittelmäßig (1)
- nicht so gut (2)

An der frischen Luft bewege ich mich ...

- eher selten (2)
- mehrmals pro Woche (1)
- täglich (0)

So oft faste ich ... (z.B. Intervallfasten, Suppenfasten, Mayr-Kur)

- mehrmals pro Jahr (0)
- 1- oder 2-mal pro Jahr (1)
- nie (2)

Verschreibungspflichtige Medikamente nehme ich (z.B. Antibiotika, Antirheumatika, Zytostatika, Kortison, Antidepressiva, Schmerzmittel) ...

- täglich (2)
- hin und wieder (1)
- selten oder nie (0)

Die Auswertung

Sie können bei unserem Test von 0 bis 40 Punkte erreichen. Um Ihr individuelles Ergebnis zu ermitteln, zählen Sie einfach die Punktwerte Ihrer Antworten zusammen (der Wert steht in Klammern dahinter). Je mehr Punkte Sie notiert haben, desto stärker steht Ihr Immunsystem unter Druck.

0 bis 10 Punkte

Glückwunsch, Ihr Immunsystem ist hervorragend aufgestellt. Sie fühlen sich rundherum gesund und leistungsfähig. Offenbar machen Sie bereits vieles richtig. In den Bereichen Ernährung und Bewegung punkten Sie durch einen gesunden Lebensstil. Die Verlockungen durch Genussgifte haben Sie voll im Griff und dem allgegenwärtigen Stress begegnen Sie durch eine entspannte Work-Life-Balance. Falls Sie viel Sport treiben, noch ein Hinweis: Starke Ausdauerbelastungen wie bei einem Marathonlauf oder beim Triathlon schwächen unser Immunsystem erheblich. Auch hier kommt es auf die Dosis an. Ein gesundheitlich ausgewogenes Training umfasst 3–5 Bewegungseinheiten von 45–60 Minuten pro Woche. Wichtig: Planen Sie ausreichende Erholungsphasen ein.

Unser Tipp: Führen Sie dennoch das 5-Wochen-Programm aus diesem Buch durch! Es wird Ihnen leichtfallen und deshalb viel Spaß machen.

11 bis 20 Punkte

Prima, Ihr Immunsystem funktioniert recht gut. Ihr Punktwert zeigt, dass kein Grund zur Besorgnis besteht. Doch einige Risikofaktoren könnten Ihre Abwehrkräfte schwächen.

Sie wollen der Sache auf den Grund gehen? Kein Problem: Prüfen Sie einfach, indem Sie die Testfragen noch einmal in Ruhe durchgehen, wo Sie die meisten Punkte gesammelt haben. Ist es das Thema Stress? Die Bereiche Ernährung oder Genussgifte? Oder vielleicht die Schlafqualität?

Unser Tipp: Sobald Sie Ihr persönliches Problemfeld identifiziert haben, können Sie aktiv werden. Wie heißt es so treffend: Problem erkannt, Problem gebannt!

21 bis 30 Punkte

Ihr Immunsystem steht ganz schön unter Druck. Wahrscheinlich wissen Sie das bereits und leiden unter den Folgen einer gestörten Abwehrkraft. Erfreulich ist, dass Sie in einigen Bereichen bereits den richtigen Weg eingeschlagen haben. Lassen Sie uns schauen, welche Bereiche das sind. Dazu nehmen Sie sich den Test noch einmal vor und markieren alle Fragen, bei denen Sie eine Null-Punkte-Antwort gegeben haben. Ob es die Ernährungs- oder Bewegungsfragen sind, die Fragen zur Stressbelastung oder zum Konsum von Genussgiften – Sie werden schnell erkennen, wo Ihre Stärken liegen.

Unser Tipp: Checken Sie, in welchen Bereichen Sie es selbst in der Hand haben, besser zu werden. Vielleicht ist es ja das Thema Bewegung oder eine Einschränkung Ihres Zuckerkonsums. Was auch immer es ist: Packen Sie es an!

31 bis 40 Punkte

Ihr Immunsystem befindet sich in einem kritischen Zustand. Es ist bereits so geschwächt, dass es nicht mehr alle notwendigen Aufgaben erfüllen kann. Infektionen haben leichtes Spiel. Die gute Nachricht: Sie haben den ersten Schritt zur Wende bereits getan, indem Sie dieses Buch zur Hand genommen haben! Ab heute stärken Sie Ihr Immunsystem und so fangen Sie damit an: Gehen Sie die Fragen jetzt bitte noch einmal durch und prüfen Sie, welche Belastungsfaktoren Sie selbst beeinflussen können. Das betrifft in aller Regel die Themen Ernährung, Bewegung und Genussgifte. Bei den Genussgiften stehen Nikotin und Alkohol ganz oben auf der Liste immunschwächender Substanzen. Stress stellt ebenfalls eine immense Belastung für unsere Abwehrkräfte dar, vor allem, wenn er chronisch, also permanent vorhanden ist. Lesen Sie unsere Tipps zum Thema Stresskompensation und -abwehr. Versuchen Sie, ein paar dieser Empfehlungen in Ihr Berufs- und Privatleben zu integrieren.

Unser Tipp: Führen Sie unbedingt das 5-Wochen-Programm durch. Je dringender Ihr Immunsystem diese Hilfe benötigt, desto größer und spürbarer wird der Erfolg sein. Übernehmen Sie einige Anregungen aus dem Programm in Ihren Alltag und wiederholen Sie den Test nach etwa 6 Monaten. Sie werden überrascht sein, welche Fortschritte sich eingestellt haben.

Nahrung fürs Immunsystem

Jeder kennt den Spruch: »Du bist, was du isst.« Für das Immunsystem und seinen Zustand stimmt das zu 100 %. Die Ernährung ist extrem wichtig für die Abwehrkräfte.

Das leuchtet schon ein, wenn man sich die Beschaffenheit des Darmes, seine riesige innere Oberfläche mit der hunderttausendfachen Fältelung vorstellt. Daraus ergibt sich eine immens große Berührungsfläche mit der Nahrung. Auf diesem Schlachtfeld werden so manche Immunkämpfe ausgefochten. Da verwundert es auch nicht, dass, wie schon erwähnt, rund 80 % der körpereigenen Abwehrzellen im Darm sitzen.

Grundsätzlich geht es um zwei Aspekte: Was muten wir unserem Körper an Fremd- und Schadstoffen aus der Nahrung zu? Das ist der eine. Der andere Aspekt: Wie gut versorgen wir unseren Körper mit positiven und schützenden Stoffen? Klar ist, auf beiden Ebenen können wir die Abwehrkräfte schwächen, aber auch stärken. Grundsätzlich ist eine ausgewogene, abwechslungsreiche Ernährung mit viel Gemüse, Früchten und anderer Pflanzenkost ein Garant für eine gute Versorgung mit Schutzstoffen. Auch, wenn Sie es schon oft gehört haben, bleibt es wahr. Fertigkost, Fastfood, ständiger Zuckerverzehr und in der Folge Übergewicht wirken sich dagegen nachteilig aus. Zucker dämpft die Immunkraft und erhöht die Entzündungsneigung. Und noch etwas ist wichtig, nämlich, wie oft wir essen. Wer keine Esspausen macht, dauernd nascht und snackt, überfordert den Stoffwechsel. Mit unerwünschten Folgen: Der Insulinspiegel ist permanent hoch, der Blutzuckerspiegel ist ungesunden Schwankungen ausgesetzt und wichtige Regenerationsprozesse auf Zellebene werden blockiert.

7 goldene Food-Regeln fürs Immunsystem

Das sind die wichtigsten Regeln für eine immunfreundliche Ernährung:

1. **Nicht zu viel essen:** Japaner haben eine der höchsten Lebenserwartungen weltweit. Sie halten sich an die Regel »hara hachi bun me«, was sinngemäß bedeutet, »Iss nur so viel, bis du zu 80% gesättigt bist.« Eine einfache, aber effektive Methode zur Gewichtskontrolle.
2. **Pausen zwischen den Mahlzeiten:** Planen Sie, wenn möglich, nur 3 Mahlzeiten pro Tag ein und lassen Sie 4–5 Stunden Abstand dazwischen.
3. **Zucker reduzieren:** Industriell hergestellte Lebensmittel enthalten in der Regel einen sehr hohen Anteil an süßenden Zutaten. Das führt leicht zu einer täglichen Zufuhr von 100 g und mehr. Besser wären maximal 25 g pro Tag. Einmal täglich bewusst naschen, ist aber o.k.!
4. **Selbst kochen:** Wer das tut, hat die Kontrolle über die Qualität seiner Nahrung und reduziert automatisch den Anteil an ungesunder Fertigkost mit all ihren Zusatzstoffen.
5. **Pflanzen auf den Teller:** Die Studienlage für den positiven Effekt von Gemüse, Salat, Kräutern und Obst für das Immunsystem ist hervorragend. Halten Sie sich an die Regel 5-mal täglich Gemüse und Obst und reduzieren Sie gleichzeitig Ihre Zufuhr an tierischen Nahrungsmitteln auf 1–2-mal pro Woche.
6. **Bio-Lebensmittel kaufen:** Nach den Richtlinien der Bio-Verbände angebaute Lebensmittel enthalten nachweislich weniger Schadstoffe und dafür häufig höhere Gehalte an Schutzstoffen im Vergleich zu konventionellen Lebensmitteln.
7. **Saisonale, regionale und ausgereifte Ware kaufen:** In reifem Obst und Gemüse ist der Gehalt an Schutzstoffen höher als in unreifem. Das gilt natürlich besonders für unreif geerntete und lange transportierte Lebensmittel. Reifes Obst ist außerdem besser verträglich, weniger allergen und deshalb günstiger für das Immunsystem.

Wir empfehlen eine weitgehend vegane Ernährung

Warum? Tierische Lebensmittel belasten das Immunsystem vor allem durch entzündungsfördernde und allergene Stoffe wie Arachidonsäure (z. B. in Schweinefleisch oder Innereien), Histamin (z. B. in Käse) oder Albumin (in Ei). Darüber hinaus ist tierisches Eiweiß aus Fleisch, Fisch, Eiern und Milchprodukten schwer verdaulich – vor allem, wenn das Verdauungssystem geschwächt ist. Das kann dazu führen, dass Nahrungsteile unverdaut im Dickdarm ankommen. Dort werden sie von Fäulniskeimen zersetzt. Dabei entstehen Abbauprodukte, sogenannte Endotoxine, die nicht nur zu unangenehmen Blähungen führen, sondern auch den Organismus belasten, insbesondere die Leber. Im Darm befinden sich Säuerungs- und Fäulniskeime. Bei einem guten Verhältnis beider zueinander herrscht ein leicht saures Milieu (pH-Wert um 6–7). Sind die Fäulniskeime übermäßig aktiv, verändert sich das Milieu und es entstehen krankmachende Abbauprodukte.

In der Folge kann es sogar dazu kommen, dass die Darmschleimhaut durchlässig wird und Fremdstoffe in den Körper gelangen. Funktioniert diese Barriere nicht mehr richtig, ist ein wichtiger Schutzwall des Immunsystems zerstört. Eine mittlere Katastrophe für die Abwehrsituation! Das beste Gegenmittel gegen die Fäulniskeime sind pflanzliche Ballaststoffe und Kohlenhydrate aus Gemüse, Getreide und Obst. Sie fördern die Stoffwechselaktivität der guten Keime, der sogenannten Säuerungsflora. Und die wiederum produzieren Abbauprodukte, die es in sich haben. Sie regen die Darmperistaltik an, liefern der Darmschleimhaut wichtige Nährstoffe und sorgen für ein gesundes Milieu. Zudem drängen sie die Vermehrung von Fäulniskeimen zurück und stärken so die Abwehrkräfte.

Die Forschung beschäftigt sich derzeit intensiv mit der Untersuchung der Darmflora. Wer möchte, kann sogar seine individuelle Besiedelung testen lassen. Interessant: Laborärzte können anhand der bakteriellen Zusammensetzung eines Patienten Rückschlüsse ziehen, ob es sich um einen Fleischesser oder Veganer handelt. Und so, wie die Darmflora Rückschlüsse auf die Ernährung ermöglicht, können wir in Grenzen durch unsere Ernährung auch die Darmflora positiv beeinflussen. Das ist doch eine gute Nachricht!

Deshalb lautet unsere Devise: Mehr Pflanzenkost, Eiweiß lieber aus pflanzlichen Quellen, wenig Fleisch und Fisch. Wenn, dann von guten Bio-Produzenten und/oder aus nachhaltigem Fang. Auch Milchprodukte sollten weitgehend gestrichen werden. Milch ist stark allergen, die hormonelle Wirkung der tierischen Wachstumsmilch kann vor allem Erwachsenen gefährlich werden. Butter und Sahne enthalten kaum Eiweiß und sind deshalb zum Verfeinern und Abschmecken in kleinen Mengen bekömmlich. Beim Getreide empfehlen wir eine glutenarme Ernährung. Gluten ist für viele Menschen unverträglich. Das sogenannte Klebereiweiß gilt als die Ursache für eine Reihe von entzündlichen Prozessen im Darm. Besser sind glutenfreie Getreidesorten wie Amaranth, Quinoa, Reis oder Buchweizen. Beim Hafer auf glutenfreie Verarbeitung achten. Gut verträglich sind in der Regel aber auch glutenhaltige Urgetreide wie Dinkel, Einkorn oder Emmer.

Übersäuert: ein Paradies für Bakterien und Viren

Ein weiterer Punkt ist das eben schon angesprochene Milieu, das Verhältnis von

Naschen: aber richtig

Wer seinen Zuckerkonsum einschränkt, muss aufs Naschen nicht verzichten. Dabei gibt es ein paar Tricks und Regeln. Wichtig ist vor allem, dass man nicht ständig Süßes verzehrt, ohne es zu merken. Morgens ein Nutella-Brötchen, zwischendurch ein süßes Hörnchen, nach dem Mittagessen ein Dessert, nachmittags ein paar Gummibärchen zwischendurch und nach dem Abendessen dann der Schokoriegel. Das ist zu viel. Aber bewusstes, gesundes Naschen ist absolut in Ordnung. Am besten nur einmal täglich. Idealerweise, nachdem man sich ordentlich bewegt hat. Dabei zählt auch schon der stramme Gang mit dem Hund. Denn jetzt hilft der Sauerstoff, den wir getankt haben, dabei, den Zucker vollständig zu verbrennen und abzubauen. Nichts landet in den Fettzellen! Die Regel lautet: Zucker nach Stress schadet, Zucker nach Bewegung schadet überhaupt nicht. Gesunde Leckereien sind zum Beispiel selbst gebackener Kuchen, fruchtige Desserts, Bitterschokolade oder Trockenfrüchte. Finger weg von Fertigdesserts, Bonbons und Süßigkeiten mit vielen Zusatzstoffen!

Säuren und Basen im Blut und im Bindegewebe. Sind die Verhältnisse dort über längere Zeit im Ungleichgewicht, spricht man von einer Übersäuerung. Das gesamte Milieu verschiebt sich nach und nach von basisch nach sauer. Das ist in der Regel ein schleichender Prozess, der über mehrere Jahre dauert. Die Pufferungssysteme des Körpers sind überlastet, es gelingt ihnen nicht mehr, überschüssige Säuren zu binden und auszuscheiden. In der Folge können die Enzymsysteme des Körpers nicht mehr richtig arbeiten, die Energiegewinnung in der Zelle ist blockiert, was natürlich auch für Abwehrzellen gilt. Hinzu kommt: In einem gestörten Milieu fühlen sich Viren und Bakterien besonders wohl und vermehren sich ungehemmt. Auch hier spielt die Ernährung wieder eine große Rolle. Essen wir über Jahre hinweg zu viele säurebildende Lebensmittel wie Fleisch, Fertigkost und Zucker, geraten wir in die beschriebene chronische Übersäuerung. Pflanzliches dagegen ist basenbildend, reguliert das Milieu und wirkt sich so auch positiv auf die Abwehr aus. Eine Lebensmittelübersicht finden Sie in Woche 1 unseres Programms (Seite 98).

Mehr Schutzstoffe: bunte Vielfalt auf dem Teller

Neben diesen allgemeinen Aspekten lohnt es sich aber, noch einmal ganz genau auf einzelne Substanzen zu schauen. Sie können dem Immunsystem echte Impulse geben. Dazu zählen Vitamine (wie Vitamin C oder D) und Spurenelemente (wie Selen und Zink). Dazu kommt die große Gruppe der sekundären Pflanzenstoffe wie Flavonoide, Anthocyane oder Polyphenole. Sie schützen uns auf vielfältige Art, können sogar wie eine Impfung wirken. Und als drittes spielen die darmwirksamen Pro- und Präbiotika eine Heldenrolle im ewigen Abwehrkampf. Diese drei Stoffgruppen bilden die wichtigsten Ernährungsbausteine fürs Immunsystem.

Bei Vitaminen, Mineralstoffen und Spurenelementen ist der Fall klar. Ihre Rolle fürs Immunsystem ist gut erforscht. Die Wichtigsten speziell für die Abwehrkräfte stellen wir Ihnen in unserer Übersicht »Die Top 10« (Seite 52) vor. Weniger bekannt und noch lange nicht abschließend erforscht sind die sekundären Pflanzenstoffe. Sekundär heißen sie, weil sie für die Pflanze nicht primär lebensnotwendig sind. Dennoch spielen sie für das Wohlergehen und Wachstum der Pflanze eine entscheidende Rolle.

Sekundäre Pflanzenstoffe: essbare Medizin

Im menschlichen Körper wirken sie zum Beispiel antibakteriell, antimikrobiell, antiviral und antientzündlich. Weil sie so vielfältige Schutz- und Heilwirkungen im Körper haben, nennt man sie auch Phytamine (analog zu Vitaminen). In einzelnen Obst- und Gemüsesorten ist immer nur eine bestimmte Anzahl sekundärer Pflanzenstoffe vorzufinden. In Zwiebeln zum Beispiel 70–100, in Äpfeln 200–300, in Tomaten sind es sogar 300–350. Wichtig zu wissen: Gemüse steht meist besser da als Obst, das gilt übrigens auch beim Vitamingehalt. Interessant ist, dass es in tierischer Nahrung keine Stoffe mit vergleichbarer Wirkung für das Immunsystem gibt. Einzig zu nennen sind die Omega-3-Fettsäuren aus Fisch und Milchsäure aus gesäuerten Milchprodukten.

Die riesige Stoffgruppe der sekundären Pflanzenstoffe umfasst vermutlich mehrere hunderttausend verschiedene Substanzen. Merken sollten wir uns die folgenden. Sie sind für unser Immunsystem am relevantesten:

Pflanzenfarbstoffe Sie heißen Carotinoide, Anthocyane oder Flavonoide und sorgen für die kräftigen Farben in der pflanzlichen Nahrung. Sie fangen schädliche freie Radikale ab, wirken krebsvorbeugend und antientzündlich. Der Pflanze selbst dienen sie zum Beispiel als Sonnenschutz, wie das kräftig rote Lykopin aus Tomaten, das zu den Carotinoiden zählt. Wenn wir viel davon essen, profitieren auch wir Menschen von diesem Hautschutz. Die rot-blau-violetten Anthocyane machen Beeren, Trauben, Rotkohl oder Rote Bete so attraktiv. Die hell- bis sattgelben Flavonoide stecken zum Beispiel in Mais, Nüssen, Getreide,

Black & Blue

Für 1 Glas
ca. 10 Min.

Je 100 g Heidel- und schwarze Johannisbeeren (frisch oder TK) • 1 kleine, reife Banane • Saft von ½ Limette

- Beeren verlesen, in den Standmixer geben. Banane schälen, klein schneiden und zufügen.

- Etwas Limettensaft und etwas Wasser zufügen. Mixen und dabei soviel Wasser zugeben, bis die gewünschte Konsistenz erreicht ist. Mit Limette abschmecken.

Immunfact Blauschwarze Beeren punkten mit einem Top-Gehalt an zellschützenden Anthocyanen. Die Johannisbeere ist ganz groß in Sachen Vitamin C.

Tipp Um einem fruchtigen Smoothie noch mehr Abwehr-Power zu geben, füge ich immer einen Esslöffel Vitalkomplex von Dr. Wolz zu. Das Mikronährstoffkonzentrat enthält eine breite Palette von schützenden Pflanzenextrakten (erhältlich über www.fastenshop.de).

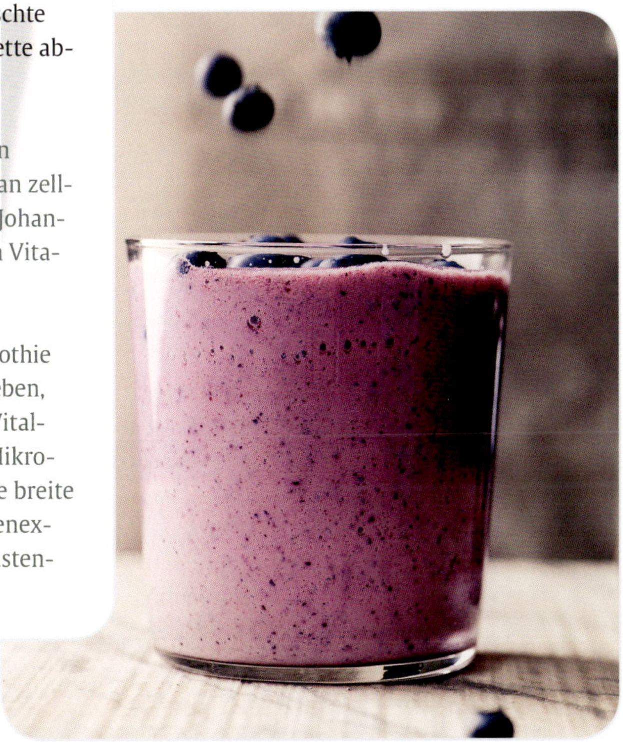

Zwiebeln oder Äpfeln, vor allem in deren Randschichten.

Abwehrstoffe Diese Substanzen schützen die Pflanzen vor Fraßfeinden, indem sie für scharfen, unangenehmen Geschmack oder Geruch sorgen. Dazu zählen Glucosinolate in Kohlsorten und Phenolsäuren in Tee oder Nüssen. Bei uns Menschen wirken sie antioxidativ. Das heißt, sie halten freie Radikale in Schach, aggressive Sauerstoffmoleküle, die die Zellstruktur schädigen können.

Bitter- und Gerbstoffe Alles, was unangenehm bitter und adstringierend schmeckt, wirkt sich ausgesprochen positiv auf die Verdauungsorgane und die Leber aus. Diese Stoffe stimulieren die Produktion von Verdauungssäften wie Speichel und Galle. Sie locken Enzyme, schützen vor Übersäuerung und stärken so generell die Abwehrkräfte. Sie sorgen dafür, dass sich die Schleimhäute zunächst zusammenziehen und dann wieder ausdehnen. Dadurch werden Erreger, Gifte und Säuren gebunden und ausgeschieden. Eigentlich dienen sie der Pflanze als Appetitverderber gegen Fraßfeinde. Was nicht süß und saftig schmeckt, davon wird eher abgelassen. In der menschlichen Ernährung signalisieren sie dem Verdauungssystem: Hier kommt etwas auf dich zu, da musst du dich anstrengen, fahr mal die Systeme hoch! Entsprechend kennt man bittere Kräuter als Heilkräuter und Verdauungshelfer. Bitterstoffe wie Saponine stecken in Spargel, Artischocken, Löwenzahn, Spinat, Paprika oder Hülsenfrüchten. Ähnlich wirken Gerbstoffe aus Tee, Beeren, Nüssen, Wein oder Kaffee.

Duft- und Aromastoffe Diese Gruppe umfasst alles, was Pflanzenkost intensiv riechen oder duften lässt. Also zum Beispiel ätherische Öle in Kräutern, Gewürzen, Zitrusschalen oder Ingwerwurzeln. Daneben auch nicht so feine Düfte, wie sie Zwiebeln, Knoblauch, Lauch, Kohl oder Meerrettich ausströmen. Diese nennt man dann Sulfide. Ihr Wirkungsspektrum reicht von antiviral, entzündungshemmend, schleimlösend bis zur Vorbeugung von Tumoren. Pflanzen nutzen sie entweder zur Abwehr von Fraßfeinden oder zum Anlocken von Insekten. Da vor allem die ätherischen Öle flüchtig sind (also schnell verfliegen, vor allem, wenn sie mit Sauerstoff in Kontakt kommen), bedeutet das für uns in der Küche: frisch kaufen, zügig verzehren, nach dem Schneiden sofort der Speise zugeben, nicht lange stehen lassen. Deshalb werden bei den meisten Speisen die Kräuter auch erst zum Schluss verarbeitet und zugefügt.

Fazit Für die Vielzahl dieser Schutzstoffe und Immunstimulanzien gibt es keine Zufuhrempfehlungen. Dafür sind es zu viele und sie sind bisher zu wenig erforscht. Epidemiologische Studien liefern jedoch den Hinweis, dass wir eine präventive Wirkung erzielen, wenn wir möglichst viele verschiedene Pflanzenstoffe mit der Nahrung zu uns nehmen. Mit anderen Worten: Mit viel buntem, saisonalem und abwechslungsreichem Gemüse und Obst essen wir uns fit und gesund und schützen uns vor Krankheiten!

Würzmittel mit Aha-Effekt

Praxis-Tipp von Fasten-Experte Ralf Moll für Ihre Küche zu Hause: ein selbst gemachtes Elixier zum Kochen und Würzen. Es enthält alles, was dem Immunsystem nützt: Knoblauch und Chili, Ingwer, Kurkuma und Meerrettich, dazu Apfelessig und Kanne Brottrunk. Diese Mischung ist ein absoluter Keimkiller, enthält ätherische Öle für die Atemwege und Milchsäurebakterien für den Darm.

So wird's gemacht

- ½ Knolle Knoblauch
- 1 rote Zwiebel
- je 2 cm frischer Meerrettich, Ingwer und Kurkumawurzel
- 1–3 rote Chilischoten, je nach Schärfe
- Apfelessig und Kanne Brottrunk zum Auffüllen

Knoblauch und Zwiebel pellen und fein hacken. Wurzeln schälen und fein reiben. Chilischoten aufschneiden, entkernen und ebenfalls fein hacken (Vorsicht: Nicht mit den Händen ins Gesicht fassen, besser mit Handschuhen arbeiten!). Vorbereitete Zutaten in ein verschließbares Glas oder eine verschließbare Flasche geben, zu gleichen Teilen mit Essig und Kanne Brottrunk auffüllen und ziehen lassen.

Der Extrakt wird zunächst immer schärfer, bis er seinen Höhepunkt erreicht hat. Verwenden Sie ihn vorsichtig und tasten Sie sich an die Schärfe heran. Es kommt sehr auf die verwendeten Chilischoten an, aber auch die anderen Zutaten haben es in sich! Wer Scharfes gewöhnt ist, kann den Extrakt sogar löffelweise pur einnehmen. Er eignet sich aber bestens zum Kochen, Würzen, für Soßen und Dressings, in kleinen Mengen zu Reis, Nudeln oder Kartoffeln. Schärfe ist übrigens eine Sache der Gewohnheit: Man kann nach einer Weile die Dosis immer weiter steigern …

Den Darm pflegen

Noch einmal zurück zum Darm. Wie schon beschrieben, ist hier die Konzentration der Abwehrzellen am höchsten. Auch, wenn sich alles im Körperinneren abspielt: Der Darm verfügt über die größte Kontaktfläche mit der Außenwelt. Er entscheidet, was er in die Blutbahn lässt und was nicht. Damit das alles effektiv abläuft, helfen Bakterien mit. Deren Zusammensetzung und Gleichgewicht ist ganz entscheidend. Das Tolle: Über die Ernährung können wir dieses Mikrobiom (die Gesamtheit aller Darmbakterien) sogar beeinflussen. Dabei kommt es ganz besonders auf zwei Stoffgruppen an.

Probiotika

Unter Probiotika versteht man Lebensmittel oder Zubereitungen, die lebende Mikroorganismen (Bakterien) enthalten. Die enthaltenen Bakterienkulturen gelangen teilweise in den Dickdarm, wo sie sich ansiedeln. Dort verdrängen sie Krankheitserreger, vergären Ballaststoffe und produzieren daraus gesundheitsförderliche Substanzen wie Enzyme, Vitamine und Botenstoffe. Besonders viele Probiotika (Milchsäurebakterien) enthält zum Beispiel Naturjoghurt. Es gibt aber auch pflanzliche Quellen wie etwa Sauerkraut, bestimmte Gemüsesäfte oder das koreanische Nationalgericht Kimchi aus Chinakohl. Achten Sie auf den Hinweis »milchsauer vergoren«. Um von diesen Superbakterien zu profitieren, müssen wir allerdings ein wenig Geduld mitbringen. Die besten Effekte erzielt man bei täglichem Verzehr über einige Wochen hinweg.

Das Grundprinzip: Mikroorganismen bauen organische Substanzen ab, der pH-Wert sinkt, das saure Milieu entzieht Fäulniserregern die Lebensgrundlage. Ganz nebenbei entstehen außer Säuren auch schmackhafte Aromen und wertvolle Inhaltsstoffe. Nützliche Milchsäurebakterien vermehren sich. Ein super Tipp: Kanne Brottrunk. Das Fermentgetränk aus Getreide, Sauerteig, Wasser und Salz stammt ursprünglich aus dem Bäckerhandwerk. In der nicht-pasteurisierten Flüssigkeit sind Milchsäurebakterien in hoher Zahl vorhanden. Darüber hinaus enthält es bioaktive Fermente, säureresistente Hefen und natürliches Vitamin B_{12}. Brottrunk ist in vielen Supermärkten und Drogeriemärkten erhältlich. Wer täglich ein Glas trinkt, verwöhnt die guten Darmbakterien.

Präbiotika

Bei den Präbiotika handelt es sich um unverdauliche Nahrungsbestandteile. Umgangssprachlich nennt man sie Ballaststoffe, obwohl sie alles andere als überflüssig sind. Ballaststoffe dienen den guten Darmbakterien als Futter und tragen auf diese Weise zu deren Vermehrung bei. So wird der Darm aufgebaut und das Immunsystem gestärkt. Ballaststoffe stecken in Hülsenfrüchten, Getreide, Gemüse und Früchten (also wieder in pflanzlicher Nahrung!). Sie haben neben ihrer Aufgabe als Bakterienfutter weitere positive Effekte. Pektin zum Beispiel (aus Äpfeln) hat ausleitende, giftstoffbindende Wirkung im Körper. Studien deuten außerdem darauf hin, dass sie die Verdauung regulieren und das Risiko für Darmkrebs senken. Also lohnt es sich in mehrfacher Hinsicht, täglich auf die Versorgung mit Ballaststoffen zu achten. 40 g sollten es insgesamt pro Tag sein.

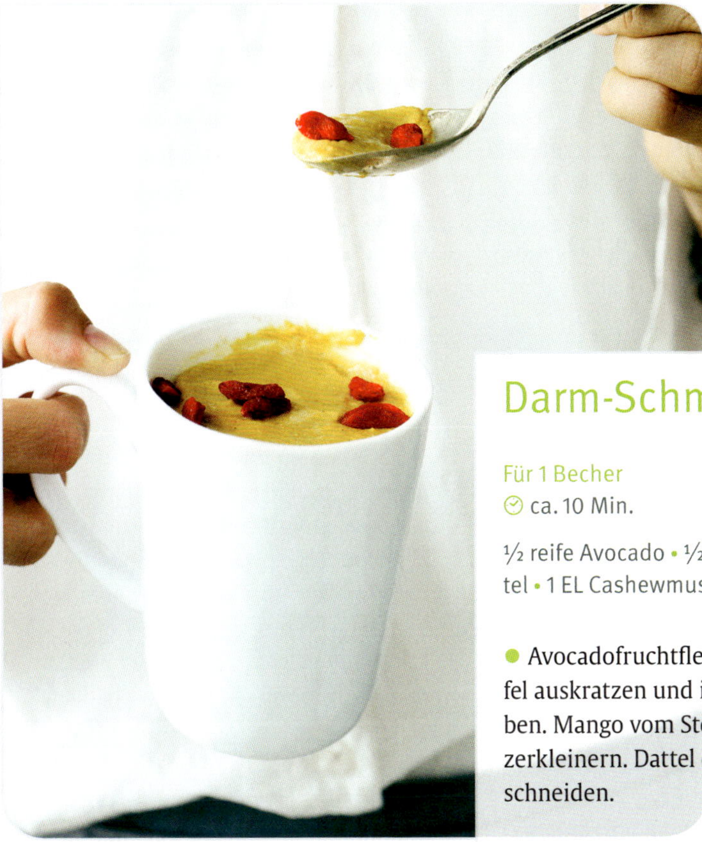

Darm-Schmeichler

Für 1 Becher
ca. 10 Min.

½ reife Avocado • ½ reife Mango • 1 Dattel • 1 EL Cashewmus • 1 EL Goji-Beeren

- Avocadofruchtfleisch mit dem Löffel auskratzen und in den Blender geben. Mango vom Stein schneiden, grob zerkleinern. Dattel entsteinen, klein schneiden.

- Mango, Cashewmus, Dattel und 100 ml Wasser zufügen und zu einem geschmeidigen, ziemlich festen Mus verarbeiten.

- In einen Becher füllen, Goji-Beeren daraufstreuen.

Immunfact Avocado und Cashewmus enthalten gesunde Fettsäuren, die das Entzündungsgeschehen im Körper steuern.

Die Top 10 der Immunschutzstoffe

Jetzt haben Sie schon viel über eine immunfreundliche Ernährung gelernt. Wir wollen noch einmal ganz gezielt die wichtigsten Stoffe für eine optimal funktionierende Abwehr vorstellen. Hier unsere Hitliste:

1 Vitamin A: der Schutzwall

Das fettlösliche Vitamin unterstützt Haut und Schleimhäute in ihrer Funktion, und die wiederum dienen dem Immunsystem als wichtige Barrieren. Das gilt natürlich für die Schleimhäute der Atemwege, die Darmschleimhaut, aber auch für die Haut generell. Deshalb ist hier eine gute Vitamin-A-Versorgung besonders wichtig. Außerdem wird es für die Aktivität verschiedener Immunzellen benötigt. Vitamin A ist nur in tierischen Lebensmitteln enthalten (Milchprodukte, Ei, Fisch), in der Pflanzenkost liegt die Vorstufe Betacarotin vor. Aus ihr stellt der Körper dann Vitamin A her. Zur besseren Verwertung immer etwas Fett zufügen (hochwertige Pflanzenöle).

2 Vitamin D: der Viren-Samurai

Das Vitamin ist ebenfalls fettlöslich und gilt als Hormon. Es ist wichtig für Haut und Knochen, aber noch wichtiger für das Immunsystem. Studien haben gezeigt, dass Menschen mit niedrigem Vitamin-D-Spiegel deutlich häufiger an Atemwegsinfekten erkranken. Leider stoßen wir hier mit der Ernährung an unsere Grenzen. Fettreicher Fisch wie Hering und Lachs, Ei und Milch enthalten zwar viel davon, doch wir können nur 10–20% des Bedarfs über die Nahrung decken. Zur Synthese dieses Immun-Power-Stoffes benötigen wir Sonne auf der Haut (Seite 107).

3 Vitamin C: die Allzweckwaffe

Das wasserlösliche Vitamin hat viele Funktionen im Immunsystem. Unter anderem stimuliert es die zelluläre Immunantwort. Im Falle einer Invasion von Krankheitserregern sorgt es nämlich dafür, dass Immunzellen an den richtigen Ort marschieren. Dort fördert es die sogenannte Phagozytose, bei der die Erreger aufgenommen und unschädlich gemacht werden. Darüber hinaus verlängert Vitamin C die Funktionsdauer der Immunzellen und beschleunigt den Histaminabbau im Blut. Der Botenstoff ist Auslöser für eine Reihe von Erkältungssymptomen. Interessant: Die meisten Säugetiere können Vitamin C selbst bilden und legen sich im Krankheitsfalle dicke Vitamin-C-Polster zu. Bis zu 10 g werden dann täglich gebildet, weil das Immunsystem so viel davon verbraucht. Leider hat der Mensch diese Fähigkeit im Laufe der Evolution verlernt und muss das Vitamin mit der Nahrung aufnehmen. Daher macht es Sinn, unsere Speicher rechtzeitig zu füllen und im Krankheitsfall ordentlich nachzulegen. Top-Quellen sind Paprika, Zitrusfrüchte, alle Beeren, vor allem Johannisbeeren, aber auch Kohl. Am meisten profitieren wir, wenn wir Vitamin-C-Quellen schön über den Tag verteilt verspeisen!

4 Vitamin-B-Komplex: die Zellinstrumente

Diese Gruppe von Vitaminen spielt eine wichtige Rolle im gesamten Zellstoffwechsel und beeinflusst damit auch die Abwehrkräfte. Vitamin B_6, B_{12} und Folsäure (B_9) zum Beispiel sind für die Bildung von Antikörpern und neuen Immunzellen erforderlich. Vitamin B_6 reguliert die spezifische Immunabwehr und kommt zum Beispiel in Gemüse und Vollkornprodukten vor. Folsäure und Vitamin B_{12} leisten außerdem einen Beitrag zu einer normalen Blutbildung. Besonders reich an Folsäure ist Rohkost, da der Stoff beim Erhitzen leider sehr schnell zerstört wird. Vitamin B_{12} kommt fast ausschließlich in tierischen Lebensmitteln wie Fleisch, Fisch, Milch und Milchprodukten vor. Die einzigen pflanzlichen Quellen sind Roh-Sauerkraut und Chlorella-Algen.

5 Selen: der Steuermann

Das Spurenelement ist Bestandteil der Glutathionperoxidase, einem wichtigen Enzym zur Bekämpfung freier Radikale. Es wird für die Antikörperproduktion benötigt und stimuliert die Aktivität der Killerzellen sowie die Bildung von Botenstoffen des Immunsystems. Ein Selenmangel erhöht die Infektanfälligkeit gegenüber Viren und steigert die Komplikationsrate bei Infektionen. Das Besondere an Selen: Es ist in der Lage, eine überschießende Immunreaktion (wie sie zum Beispiel bei Allergien vorliegt) zu dämpfen und eine zu schwache Immunreaktion anzufeuern. Das macht den Stoff zu einer wertvollen Steuersubstanz. Unsere Selenspeicher können wir mit Sonnenblumenkernen, Cashewkernen, Kokosnuss, Haferflocken, Reis und Pilzen füllen.

6 Zink: der Erkältungskiller

Der essenzielle Mineralstoff ist für das Abwehrsystem von immenser Bedeutung. Bei einem Mangel kommt es zu einer Verminderung der zelleigenen Abwehrkräfte und der Antikörperproduktion. Auch die Fähigkeit der Fresszellen zur Aufnahme von Krankheitserregern ist beeinträchtigt. Sie können dann nicht mehr so effektiv Keime aus dem Weg räumen. Ist der Zinkspiegel zu niedrig, sind wir anfälliger für Virusinfekte und allergische Erkrankungen. Es gibt eine überzeugende Studienlage für die Verkürzung einer Erkältung von sieben auf vier Tage unter hochdosierter Zinkgabe. Wichtige Zinklieferanten sind Vollkornprodukte, Nüsse, Ölsamen und Hülsenfrüchte.

7 Sekundäre Pflanzenstoffe: die internationale Schutztruppe

Dieser Stoffgruppe haben wir bereits einen längeren Absatz (Seite 46) gewidmet. Es macht keinen Sinn, einzelne Substanzen hervorzuheben. Zumal man gar nicht weiß, ob sie isoliert überhaupt eine vergleichbare Wirkung haben wie im Verbund mit anderen Stoffen – so, wie sie eben natürlicherweise in pflanzlichen Lebensmitteln vorkommen. Man spricht hier von Food Synergy. Man könnte auch sagen: »Das Ganze ist mehr als die Summe seiner Teile.« Enttäuschende Studien mit Nahrungsergänzungsmitteln haben die Forscher nämlich darauf gebracht, dass die Fitmacher-Substanzen im Lebensmittel koordiniert vorliegen. Sie sind aufeinander abgestimmt, ergänzen und steigern ihre Wirkung gegenseitig. Den besten Schutz bekommen wir also, wenn wir abwechslungsreich essen und uns aus dem gesamten, reichen Schatz der Pflanzen bedienen.

8 Omega-3-Fettsäuren: die Entzündungsbremse

Dass diese besonderen, mehrfach ungesättigten Fettsäuren die Herzgesundheit fördern können, ist bekannt. Sie spielen aber auch im Immungeschehen eine bedeutende Rolle. Zwei von ihnen, genauer EPA (Eicosapentaensäure) und DHA (Docosahexaensäure), liefern Grundbausteine für Substanzen, die das Entzündungsgeschehen im Körper beenden können. Das gilt jedoch nicht für die dritte Omega-3-Fettsäure ALA (Alpha-Linolensäure). Entzündungen sind wichtige Immunreaktionen und gehören zum Heilungsprozess. Entgleisen sie aber oder werden chronisch, helfen genau die genannten Fettsäuren, sie zu stoppen und aufzulösen. Sie sind der allerwichtigste Food-Faktor gegen schleichende und stille Entzündungen. Der Körper kann sie nur in sehr begrenztem Ausmaß aus ALA selbst bilden, daher sollten wir sie mit der Nahrung zuführen. DHA und EPA kommen ausschließlich in marinen Quellen vor, sprich in fetthaltigen Fischen, Krill, Krustentieren und Algen. Reich an ALA sind Leinsamen, Chiasamen und Nüsse und deren Öle. Wer den Bedarf auf pflanzliche Weise decken möchte, sollte auf ein Leinöl zurückgreifen, das mit EPA und DHA aus Algen angereichert ist!

9 Milchsäurebakterien: Balsam für die Darmflora

Diesen Gesundbooster haben wir bereits im Absatz Probiotika (Seite 50) behandelt. Die Lactobacillen, so der lateinische Name, begleiten uns quasi von Geburt an. Bei der Passage durch den Geburtskanal der Mutter werden sie aufgenommen. Sie schützen das Neugeborene vor Krankheitserregern und legen die Basis für die eigene Darmflora. Auch für Erwachsene sind Lactobacillen unerlässlich, sie schützen die Darmschleimhaut, verbessern die Verdauungskraft des Darmes und schützen vor Autoimmunkrankheiten und Allergien. Sie helfen auch, Nahrungsmittel haltbar zu machen, indem sie den pH-Wert so stark senken, dass krankmachende Keime keine Chance haben. Über 5000 solcher durch Milchsäure fermentierter Lebensmittel sind in der menschlichen Kulturgeschichte bekannt. Die beliebtesten hierzulande: Sauerkraut, Sauerteigbrot, Joghurt, Kefir, milchsauer eingelegtes Gemüse, Säfte, Kanne Brottrunk.

10 Spermidin: der Jungbrunnen

Dieser Stoff macht derzeit Furore. Es handelt sich um ein Polyamin, das im Körper gebildet wird, wenn wir Fasten oder viel Sport treiben. Also immer dann, wenn wir durch Reize den Körper dazu bringen, sich optimal aufzustellen. Spermidin regt die Entschlackung und Reparatur in den Zellen an und gilt deshalb als regelrechter Jungbrunnen. Aktuelle Studien der Berliner Charité an Zellmaterial zeigten sogar, dass Zellen, die gut mit Spermidin versorgt waren, sich wesentlich besser gegen Corona-Viren wehren konnten als solche, in denen Mangel vorherrschte. Das Gute: Wir können die Substanz auch essen. Je mehr, desto besser. Sie steckt in Vollkornbrot, Pilzen, Erbsen, Äpfeln, Nüssen und Kartoffeln, rohem Blumenkohl oder Brokkoli. Besonders reichlich ist Spermidin auch in Sprossen und Keimen enthalten. Weizenkeime sind eine Top-Quelle für Spermidin, sie enthalten allerdings auch Gluten und sind deshalb leider nicht günstig.

Unser Ernährungsfazit für ein fittes Immunsystem

Wir können über die Ernährung sehr viel für unser Immunsystem tun. Die wichtigsten drei Faktoren dabei sind

- mehr Schutzstoffe (Mikronährstoffe wie Vitamine, Mineralstoffe und Spurenelemente sowie sekundäre Pflanzenstoffe und Spermidin)
- antientzündliche Ernährung (wenig Fleisch, wenig Zucker, viele Omega-3-Fettsäuren)
- darmfreundliche Ernährung (Prä- und Probiotika wie Milchsäure, Verzicht auf Allergene und darmschädigende Zusatzstoffe)

Nahrungsergänzung: Wann ist sie sinnvoll?

Natürlich ist die gerade beschriebene gesunde Ernährung Basis für eine optimale Nährstoffversorgung. Doch manchmal reicht sie nicht aus. Lesen Sie, in welchen Fällen Nahrungsergänzungsmittel sinnvoll sein können.

Verminderte Resorption

Ob eine Möhre nun gesund ist, also die wertvollen Inhaltsstoffe ihre Wirkung gut entfalten können oder nicht, hängt stark vom Verdauungstrakt des Einzelnen ab. Durch unsere langjährige Erfahrung als Heilpraktiker und Fastenleiter mussten wir feststellen, dass der Darm bei vielen Menschen heute nicht ganz intakt ist. Das führt dann häufig auf Dauer zur Unterversorgung mit wichtigen Nährstoffen. Viele Menschen haben mit Entzündungen oder dem Leaky-gut-Syndrom (Seite 28) zu kämpfen. Ein gesunder Darm ist aber wichtig, um die Vitamine und Mineralstoffe, die die Nahrung bereithält, überhaupt aufnehmen zu können. Wenn es bei der Resorption Probleme gibt, sollten Sie zunächst den Darm behandeln. Danach ist dann eine gezielte Versorgung mit Mikronährstoffen sinnvoll, um die über längere Zeit entstandenen Defizite auszugleichen.

Übersäuerung

Auch Menschen, deren Säure-Basen-Haushalt gestört ist, sollten sich zusätzlich mit basischen Mineralstoffen versorgen. Denn die Immunzellen sind auf einen optimalen pH-Wert angewiesen. Mineralstoffe und Spurenelemente benötigen wir auch zur Bildung der fürs Immunsystem extrem wichtigen Superoxiddismutase (SOD). Es handelt sich um ein stark antioxidativ wirkendes Enzym, das an Mangan, Kupfer und Zink gebunden ist. Da alle Mineralstoffe synergistisch vereint arbeiten, empfehlen wir zusätzlich die Aufnahme sekundärer Pflanzenstoffe aus natürlichen Quellen.

Medikamenteneinnahme

Auch Menschen, die regelmäßig Medikamente einnehmen müssen, haben einen Mehrverbrauch an Vitalstoffen, der über Nahrungsergänzungsmittel ausgeglichen werden kann. Dazu zählen Blutdruck- oder Cholesterinsenker, Säureblocker, Cortisonpräparate oder Schmerzmittel. Sogar die scheinbar harmlose »Pille« kann zu einem Mangel an Vitamin B_6 und Folsäure führen.

Akute Erkrankungen

Bei Infekten besteht ein Mehrbedarf an Mineralstoffen und Vitaminen, da der Körper sie jetzt verstärkt »verbraucht«. Das belegen zahlreiche Studien. Vitamin C zum Beispiel hat sich als sehr leistungsfähig bei der Viren- und Bakterienabwehr erwiesen. Unter Vitamin-C-Gabe kann der Krankheitsverlauf verkürzt und gemildert werden. So wurden Anfang 2020 in chinesischen Krankenhäusern Vitamin-C-Infusionen erfolgreich bei der Behandlung von Corona-Patienten eingesetzt. Bei einer Erkältung oder Virusinfektion kann man vorübergehend bis zu 3 g Vitamin C täglich einnehmen. Mit Obst und Gemüse schafft man in der Regel nicht mehr als 250 mg. Hier können ausgewählte Nahrungsergänzungsmittel helfen.

Verbreiteter Mangel

Einige Nährstoffe gelten als kritisch, da große Bevölkerungsgruppen unterversorgt sind. Dazu zählen Vitamin D (vor allem im Winter), Folsäure und Vitamin B_{12}.

Einnahme und Dosierung

Zur Vorbeugung können Sie sich grundsätzlich an den Dosierungsempfehlungen der Hersteller orientieren. Zur gezielten Immuntherapie sind oft höhere Dosen empfehlenswert. Sprechen Sie hierzu mit Ihrem Arzt oder Therapeuten. In vielen Naturheilkunde-Praxen wird zum Beispiel eine hochdosierte Infusionstherapie angeboten. Dieses Verfahren wendet auch Benjamin Börner mit Erfolg bei Patienten mit geschwächtem Immunsystem an.

Die besten Mittel für den Darm:

Darmflora plus select 8 ausgewählte Kulturen mit 48 Milliarden Milchsäurebakterien, ergänzt durch B-Vitamine. Zur Förderung einer gesunden Schleimhaut in den verschiedenen Darmabschnitten (von Dr. Wolz; täglich 4 Kapseln zu den Mahlzeiten).

Pro Em San 31 verschiedene lebende Bakterienkulturen in Kombination mit Kräuter- und Pflanzenauszügen. Zur Wiederherstellung einer vielfältigen Darmflora und zur Versorgung mit pflanzlichen Polyphenolen (von Tisso; täglich 1-mal 30 ml).

Omni Biotic 6 Kombination aus Ballaststoffen und 6 Bakterienstämmen alternativ zu Darmflora plus select oder Pro Em San (von Allergosan; täglich 1–2 Einheiten in Wasser eingerührt mit Abstand zu den Mahlzeiten).

Pro Em San Pur Wie Pro Em San, jedoch ohne die große Zahl an Pflanzenextrakten. Speziell für Allergiker und besonders empfindliche Personen. Zur Wiederherstellung einer vielfältigen Darmflora zum Beispiel nach Antibiotikagabe (von Tisso; täglich 1-mal 30 ml).

Pro Basan Complete Bakterienkulturen in Kombination mit B-Vitaminen für zusätzlichen Zellschutz (von Tisso; täglich 1 Stick in Wasser verrührt abends). Das Mittel kann mit Pro Em San oder Pro Em San Pur kombiniert werden.

Pro Mucosa Pflanzenextrakte, Aminosäuren und B-Vitamine zur Normalisierung und Beruhigung gereizter oder entzündeter Darmschleimhaut und bei Leaky gut (von Tisso; täglich 1-mal 30 ml).

Colibiogen oral Aus den Stoffwechselprodukten von Darmbakterien gewonnenes Schleimhauttherapeutikum mit entzündungshemmender, immunregulierender Wirkung; speziell bei Morbus Crohn und Colitis (von Laves; täglich morgens 1 TL).

Mucosa plex Enthält ausgewählte Mikronährstoffe zum Erhalt einer normalen Darmschleimhaut, etwa Vitamine, Mineralstoffe und Pflanzenextrakte (von Nicapur; täglich 2-mal 1 Kapsel zu den Mahlzeiten).

Mutaflor Probiotisches Mittel für den Aufbau eines gesunden Mikrobioms und zur Stärkung des Immunsystems (von Ardeypharm; täglich 1 Kapsel zum Frühstück).

Omni Biotic 10 Enthält pro Portion 5 Milliarden Darmbakterien aus 10 verschiedenen Stämmen, speziell als Ergänzung zu einer Antibiotikatherapie oder zur Nachbehandlung (von Allergosan; täglich 2 Einheiten in Wasser eingerührt; nicht gleichzeitig mit Antibiotika).

Omni Biotic SR 9 oder SR 9 mit B-Vitaminen Enthält 7,5 Milliarden Keime von 9 verschiedenen Bakterienstämmen pro Portion. Speziell für Patienten mit Stressproblematik (von Allergosan; täglich 1–2 Beutel mit Abstand zu den Mahlzeiten).

Die besten Mittel zur optimalen Nährstoffversorgung:

Vitamin C (als Ester-C gepuffert) Hochdosiertes Vitamin-C-Präparat mit 500 mg pro Kapsel. Das Vitamin liegt in gepufferter Form vor – zur besseren Magenverträglichkeit und Verfügbarkeit. Durch die Bindung an Kalzium wird das Vitamin zudem langsam ins Blut abgegeben und nicht sofort mit dem Urin wieder ausgeschieden (von Ralf Moll, www.fasten-shop.de; täglich 1 Kapsel zur Prophylaxe, bis zu 6 Kapseln bei akuten Infekten).

Vitamin D3 Öl Als Cholecalciferol vorliegendes Vitamin D auf Ölbasis. So kann das fettlösliche Vitamin besonders gut vom Körper aufgenommen, in der Leber gespeichert und bei Bedarf abgerufen werden. Empfehlenswert bei mangelhafter Sonnenexposition, Verwendung von Sonnenschutzpräparaten und generell in den Wintermonaten (von Ralf Moll, www.fasten-shop.de; täglich 1 Tropfen, entspricht 1000 IE oder 25 µg).

Pro Dialvit 44 Antioxidanzien und Aminosäuren in einer immunrelevanten Zusammensetzung zum Schutz vor oxidativem Stress, zum Teil aus besonders polyphenolhaltigen Pflanzen wie Heilpilzen und Gewürzen (von Tisso; täglich 2–5 Kapseln, eine halbe Stunde vor den Mahlzeiten. Im Rahmen einer gezielten Immuntherapie bis zu 3-mal 3 Kapseln).

Vitalkomplex Mikronährstoffkonzentrat mit einer breiten Palette an Mineralstoffen, Vitaminen, Spurenelementen sowie sekundären Pflanzenstoffen aus über 35 pflanzlichen Quellen wie Beeren, Kräutern und Gemüse zur Stärkung des Immunsystems bei Stress, körperlicher Belastung, nach Krankheiten oder Operationen (von Dr. Wolz, z. B. über www.fasten-shop.de; täglich 1-mal 20 ml). Alternativ zu Dialvit.

Zell oxygen Immunkomplex Mit ausgewählten Obst- und Gemüsekomplexen, den Immunschutzstoffen Vitamin D, Zink und Selen sowie weiteren bioaktiven Substanzen. Die Besonderheit: Die Mikronährstoffe sind in patentierte Enzym-Hefezellen eingebettet und können so im Körper besonders gut ihre Wirksamkeit entfalten. Gut auch bei bereits einsetzenden Krankheitssymptomen (von Dr. Wolz; täglich 2–3 EL verdünnt).

Pro Sirtusan Konzentrierte Pflanzenextrakte zum Beispiel aus Beeren, Grüntee, Gingko und Soja zur optimalen Versorgung mit pflanzlichen Polyphenolen, bekämpft chronische, schleichende Entzündungen (von Tisso; täglich 2-mal 1 Kapsel eine halbe Stunde vor den Mahlzeiten, am besten morgens und abends).

Pro Curmin forte Extrakte aus der Kurkumawurzel mit deutlich verbesserter (40-facher) Verfügbarkeit gegenüber dem Ursprungsprodukt durch patentierten Markenrohstoff und die Einbindung in wasserlösliche Cyclodextrine. Verstärkte Immunwirkung durch Vitamin C und Quercetin (von Tisso; täglich 2-mal 3 Kapseln mit reichlich Flüssigkeit).

Curcumin Extrakt 45 Alternativ zu Pro Curmin. Kurkumapräparat mit nach dem gleichen Prinzip verbesserter Bioverfügbarkeit. 150 mg Curcuminoide pro Tagesdosis (von Dr. Wolz; täglich 3 Kapseln).

Polyphenole Antioxidanzienkomplex mit 14 konzentrierten sekundären Pflanzenstoffen zur optimalen Versorgung mit Schutzstoffen (von Mito Care; 1-mal täglich 3 Kapseln in Wasser 15 Minuten vor einer Mahlzeit).

Premium Minerale Mineralstoffe und Spurenelemente als Kombinationspräparat zur Regulierung des Säure-Basen-Haushalts und zur Bildung von Superoxiddismutase. Dieses an Kupfer, Mangan und Zink gebundene Enzym wirkt antioxidativ, indem es das extrem aggressive und potenziell zellschädliche Superoxid neutralisiert. So trägt es zur Stärkung des Immunsystems bei (von Mito Care; 2-mal täglich 4 Kapseln in Wasser 15 Minuten vor den Mahlzeiten).

Bewegung stärkt unser Immunsystem

Bewegung gehört zu einer gesunden Lebensweise dazu. Und das Immunsystem ist das am stärksten mit der Gesundheit in Zusammenhang stehende Organsystem.

Moderater Sport hat einen Anstieg an natürlichen Killerzellen zur Folge. Auch Antikörper konnten vermehrt festgestellt werden: gut für unser Immunsystem! Das sind aber nur die direkt messbaren Immunparameter. Doch bevor es über die Bewegung und seine Vorteile im Detail geht, vorab ein kurzer Exkurs über den Stress und welche Wirkmechanismen hier dem Immunsystem schaden. Das ist wichtig zu wissen, so werden die Zusammenhänge klarer.

Stress ist heutzutage ein Riesenproblem. Denn heute ist Stress oftmals ein Dauerzustand. Evolutionsbiologisch gesehen ist Stress mit all seinen Reaktionen sinnvoll. Denn früher bedeutete Stress immer Lebensgefahr. Jemand (wie der berühmte Säbelzahntiger) war hinter einem her und wollte einem ans Leder. Um mit solch einer lebensbedrohlichen Situation zurechtzukommen, werden jede Menge Stresshormone ausgeschüttet. Das wiederum bewirkt eine bessere Durchblutung der Muskeln, eine erhöhte Atemfrequenz, der Blutdruck und Blutzuckerspiegel steigen an etc. Alles Mittel zum Zweck: Flucht oder Kampf. Das wissen Sie vermutlich alles. Aber was hat das mit dem Immunsystem zu tun?

Die Antwort ist richtig spannend und dieses Wissen ist noch recht jung: Unter der Wirkung von Stresshormonen geht das Immunsystem davon aus, dass es bei Kampf oder Flucht zu Verletzungen kommen könnte. Durch diese äußeren Kampfspuren könnten möglicherweise Krankheitserreger in den Körper eindringen. Alles rein hypothetisch, vielleicht gelingt ja auch eine Flucht ganz ohne Verletzungen. Aber auf solche Annahmen lässt sich unser fleißiges Immunsystem nicht ein. Es geht vorsichtshalber vom Schlimmsten aus, um uns bestmöglich zu schützen. Also wird unter dem Einfluss der Stresshormone das Immunsystem aktiv und schickt Botenstoffe durch das Blut, die bei den Immunzellen Alarm schlagen: »Bald ist was los, macht mobil, fangt schon mal an, eine Entzündungsreaktion vorzubereiten ...«

Kurzer Stress fordert und fördert das Immunsystem

So sind dann die wichtigsten Akteure schon einmal vor Ort, wenn es zum Schlimmsten kommen sollte. Ganz schön clever. So kann auf eine baldige Wunde schnellstmöglich reagiert werden und es geht keine Zeit verloren, denn Heilung wird immer mit einem Entzündungsvorgang eingeleitet. Das Problem ist nur, dass wir heute nicht mehr unter kurzzeitigem lebensgefährlichem Säbelzahntiger-Stress leiden, sondern unter Dauerstress im Büro, im Verkehr, im Privaten ... Die Stresshormone sind aber immer noch die Gleichen. Das Immunsystem reagiert immer noch gleich: Es ist in Alarmbereitschaft. Es verausgabt sich völlig. Dass dieser Daueralarm das Immunsystem schwächt, ist klar. Es fehlt der Entspannungsreiz. »Gefahr gebannt«, bedeutet das. Denn dieser sorgt dafür, dass die Immunzellen zurückgerufen werden und alles wieder zur Ruhe kommt. Schließlich war auch in grauer Vorzeit irgendwann der Kampf beendet oder die Flucht geglückt und unsere Vorfahren konnten sich im Schatten unter dem Baum wieder ausruhen und erholen. Die für den Notfall bereitgestellte Entzündung wird nicht gebraucht. Sie kann wieder rückgängig gemacht werden.

Also führt kurzzeitiger Stress zu einer verbesserten Immunabwehr, Dauerstress aber zum Gegenteil: Das Immunsystem ist ständig überlastet. Sie können sich sicher vorstellen, dass es in diesem Fall schwierig ist, eine Erkältung oder Grippe abzuwehren. Das zeigen viele Untersuchungen: Wer unter Dauerstress leidet, der wird schneller krank und es braucht länger, bis man sich von einem Infekt erholt hat. Das kann man auch an verschiedenen Parametern im Blut ablesen: Bei chronischem Stress sinkt die Zahl der Immunzellen im Blut, die Killerzellen sind weniger aktiv und auch die spezielle Abwehr, die T-Zellen, teilen sich nicht mehr so fleißig.

Darüber hinaus werden auch über den zuvor beschriebenen Mechanismus vorsorglich Entzündungsstoffe bereit gestellt, die den Körper zusätzlich belasten. Bei akutem, kurzfristigem Stress ist es gerade anders herum: Die Zahl der weißen Blutkörperchen, der Killer- und Fresszellen steigt an und die T-Zellen werden verstärkt produziert.

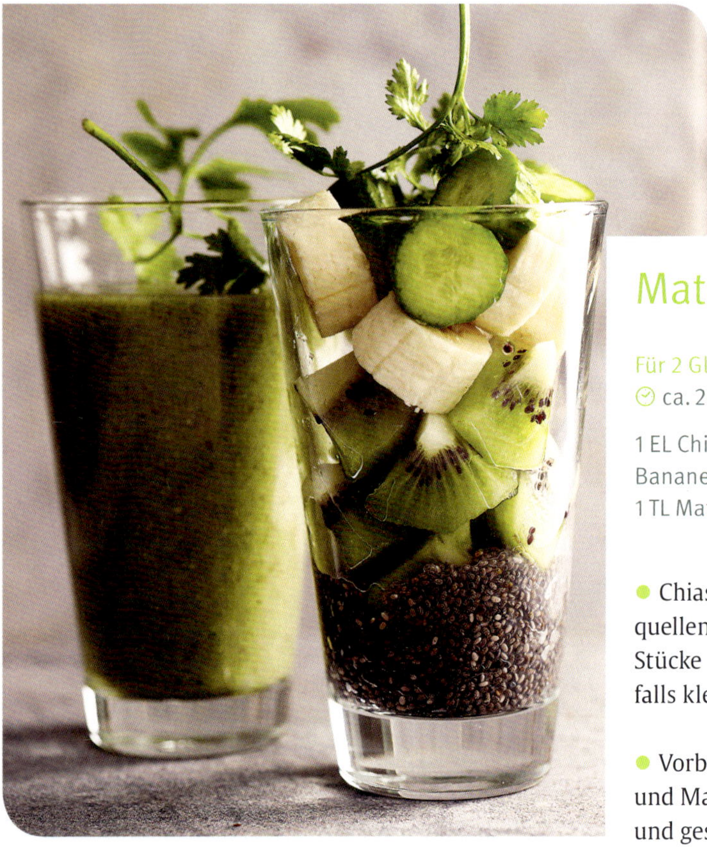

Matcha-Sumo

Für 2 Gläser
ca. 20 Min.

1 EL Chiasamen • 1 Minigurke • ½ kleine Banane • ½ Kiwi • 2 Stiele Koriander • 1 TL Matcha-Pulver

- Chiasamen in Wasser 15 Minuten quellen lassen. Gurke und Banane in Stücke schneiden. Kiwi schälen, ebenfalls klein schneiden.

- Vorbereitete Zutaten mit Koriander und Matcha in einen Standmixer geben und geschmeidig pürieren. Wenn nötig, etwas Wasser zugeben. Sofort genießen.

Immunfact Grüntee steckt voller wirksamer Immun-Power-Stoffe wie Chlorophyll, Flavonoide und Polyphenole. Wenn er, wie Matcha, als Pulver angeboten wird, kann man ihn auch für Smoothies oder Salate verwenden.

Glückshormon statt Stresshormon

Unsere Ur-Reaktion auf Stress ist immer körperlicher Art. Denn der Säbelzahntiger lässt sich nicht wegdiskutieren und besser auch nicht ignorieren: Kampf oder Flucht waren stets notwendig, um dieser Gefahr zu entgehen. Die Hormone, die auch heute noch in stressigen Situationen fließen, gelangen direkt in die Muskulatur, um dies auch zu gewährleisten. Die Muskeln warten nur darauf, damit es endlich losgeht! Also laufen Sie am besten einmal um den Block, wenn Sie im Büro Stress haben! Tja, das geht meist nicht. Deshalb schauen Sie, dass Sie sich regelmäßig bewegen, so können Sie die Stresshormone am besten wieder abbauen.

Neben Serotonin (siehe Kapitel »Schlaf ist die beste Medizin«, Seite 76) gibt es noch ein zweites Glückshormon: das Endorphin. Das ist auch ein sehr interessanter Stoff. Endorphin wird im Körper verstärkt ausgeschüttet, wenn wir Sport treiben, etwas Scharfes essen oder auch im Anfangsstadium einer Verletzung. Es hilft als körpereigener Schmerzstiller dabei, keinen Schmerz zu spüren und somit das Überleben zu sichern. Da gibt es die erstaunlichsten Berichte, was Menschen alles schaffen, obwohl sie z. B. bei einem Erdbeben oder einem Unfall schwer verletzt wurden. Später setzt der Schmerz natürlich leider ein. »Scharf« ist keine Geschmacksrichtung, wie süß oder bitter. Scharf ist ein Schmerzreiz! Auch hier werden Endorphine ausgeschüttet. Sauer macht lustig, scharf macht glücklich! Chili und der scharfe Ingwer tauchen immer mal wieder in unseren Rezepten auf – und das aus gutem Grund. Aber was ist nun mit dem Sport? Auch ein sportliches Training wird vom Körper zuerst als Schmerzreiz wahrgenommen. Auch wenn wir das so nicht empfinden. Das dauert auch ein bisschen, also ist ein wenig Ausdauer schon gefragt. Nach einer Weile hat man dann das Gefühl: »ah, tut das gut, ich könnte ewig weiterlaufen!« Hier haben sich die Endorphine zu Wort gemeldet.

Sie haben nun also durch Bewegung Ihren Hormoncocktail selbst verändert: Stresshormone, die das Immunsystem bremsen, gehen runter, Endorphine gewinnen die Oberhand. Perfekt für unsere Abwehr, Sie können sich glücklich schätzen!

Muskeln können mehr: Weg mit dem Speck!

Muskeln wünschen wir uns alle, denn sie verbrennen Fett! Wenn es nur nicht so anstrengend wäre … sagen Sie jetzt vielleicht. Aber es lohnt sich, etwas zu tun: Denn die Muskulatur ist ein sehr stoffwechselaktives Gewebe und selbst wenn wir nachts schlafen, verbraucht sie mehr Energie als Fettgewebe. 1 kg Körpermuskel verbraucht, auch im Ruhezustand,

2,5 kg Fett im Jahr! Das sind 10 Päckchen Butter! Das ist doch schon einmal toll. Muskeln lassen also das Fett schmelzen. Das ist vor allem wichtig, wenn sich die ersten Ringe um den Bauch angesammelt haben. Fettgewebe nämlich, das sich um die inneren Organe herum anlagert, ist alles andere als faul. Zwar verbraucht es leider nicht so viel Energie wie die Muskulatur, dafür produziert es viele Hormone und Botenstoffe. Zum Teil sind es die gleichen Botenstoffe, die das Immunsystem nutzt, um Entzündungen hervorzurufen. Das Immunsystem tut dies als Mittel zum Zweck: Heilung ist die Folge. Das Bauchfett tut das permanent und ein Entzündungs-Dauerfeuer entsteht. Eine Heilreaktion ist hier leider nicht zu erwarten, die Abwehrkräfte werden dauerhaft geschwächt. Als Anhaltspunkt können Sie sich einmal vermessen: Frauen sollten einen Bauchumfang bis 80 cm, maximal 88 cm aufweisen, Männer bis 94 cm, maximal 102 cm.

Wie viel Sport soll es denn sein?

»Moderat« soll er sein, hört man oft. Das empfehlen auch wir. Aber was bedeutet das genau? Zunächst hängt das natürlich vom jeweiligen Trainingszustand ab. Denn die Muskulatur passt sich an, der Stoffwechsel passt sich an, das Immunsystem auch. Das benötigt allerdings etwas Zeit. Fangen Sie mit kleinen Schritten an: Gehen Sie stramm spazieren und lassen Sie jeden zweiten Tag aus. Gehen Sie so, dass Sie ins Schwitzen kommen und etwas aus der Puste. Aber unterhalten sollten Sie sich noch können. Das Ziel wäre am Ende 180 Minuten Ausdauertraining in der Woche; egal, ob Sie joggen oder walken. Beim Wandern und Radfahren darf es gern mehr sein. Beim Schwimmen weniger. Achten Sie darauf, dass Sie Spaß und Freude haben. Eine Sprache lernen Sie schließlich auch nicht über Nacht, genauso verhält es sich auch beim Sport.

Open-Window-Phänomen: zu oft, zu viel

Ist die Trainingsbelastung jedoch zu groß, kommt es zu einem interessanten Vorgang: dem Open-Window-Phänomen. Dann ist direkt nach dem Sport die Immunabwehr erst einmal geschwächt. »Open Window« heißt »offenes Fenster«. Sinnbildlich hat da das Immunsystem mal kurz das Fenster aufgerissen – eine Lücke in der so wichtigen Abwehr ist entstanden. Nach nur einem etwas herausfordernden Training passiert das in der Regel nicht. (Es sei denn, Sie fangen wirklich gleich mit einem für Sie ungewöhnlich harten Training an.) Aber wenn die Regenerationsphasen nicht eingehalten werden und viele intensive Trainingseinheiten aufeinanderfolgen, dann schon. Nun ist das Fenster weit geöffnet, und Erreger spazieren ungehindert und ungebremst herein.

Myokine: Muskeln im Gespräch mit dem Immunsystem

Myokine sind Botenstoffe, die im Muskel produziert werden. Und Botenstoffe kommunizieren mit anderen Geweben, Organen und auch dem Immunsystem. Sie unterhalten sich mit diesem sozusagen und schlagen die Bildung neuer Abwehrzellen vor sowie die Hemmung von Entzündungen. Und das ist ja wichtig, damit das Immunsystem im Gleichgewicht bleibt. Damit regeln sie grundlegende Funktionen im ganzen Körper. Nicht nur, was die Abwehr von Infekten anbelangt, sondern auch in Bezug auf Autoimmunerkrankungen und die Krebsentstehung spielen sie eine Rolle. Auch für das Gehirn sind diese Muskelstoffe heilsam. Bestimmte Myokine produzieren BDNF (Seite 87), der für neue Nervenverbindungen sorgt. Das wappnet uns vor neurodegenerativen Erkrankungen. Die Wissenschaft kennt inzwischen ca. 600 solcher Muskelbotenstoffe, die sicher, jeder für sich, eine spezielle Bedeutung haben, was bei weitem noch nicht erforscht ist. Aber die Vorteile, die heute schon bekannt sind, lassen den Schluss zu: Bewegung lohnt sich!

Wenn man nun mit einer Menge an Erregern konfrontiert wird, lange in verschwitzter Sportkleidung unter der Klimaanlage steht etc., kommt es zum genau gegenteiligen Effekt: Man wird krank, anstatt etwas für seine Gesundheit getan zu haben. Deshalb ist es während und nach dem Sport wirklich wichtig, auf sich zu achten und nicht zu übertreiben. Generell kann man sagen, dass das Fenster umso länger offen bleibt, je intensiver und je länger die Belastung war und wenn sich solche extremen Belastungen zu oft ohne Pausen wiederholen. Auch Stress nach dem Training ist nicht förderlich. Dann lieber weniger, aber in Ruhe! Generell ist Entspannung nach dem Training ideal. Die Regeneration hilft dabei, das Fenster wieder zu schließen.

Außerdem werden bei zu hohen Belastungen, was wiederum als Stress gedeutet wird, viele Entzündungsbotenstoffe ausgeschüttet. Deshalb: Versuchen Sie nicht, von heute auf morgen einen Marathon zu laufen, steigern Sie sich langsam, setzen Sie sich erreichbare Ziele und achten Sie auf gute Erholung. Aber immer wieder sportliche Reize, das liebt unser Immunsystem. Also, los geht's!

Das Lymphsystem anregen

Das Lymphsystem, als Straße der Abwehrzellen (Seite 24), fließt durch den ganzen Körper, parallel zu den Blutbahnen. Das Blut wird allerdings mittels des Herzens durch die Blutgefäße gepumpt.

Die Lymphe muss es anders schaffen. Ihr fehlt diese eine zentrale, zuverlässige, große Pumpe. Dafür hat sie viele kleine Lymphherzen, die in den großen Lymphgefäßen die Flüssigkeit von einem Herzchen zum andern bringen. Vergleichen kann man sie ein wenig mit den Venenklappen. In Ruhe pulsieren die Lymphherzen ca. 10-mal pro Minute. In Bewegung bis zu 60-mal. So erreicht die Lymphflüssigkeit die ca. 600 Lymphknoten im Körper. Hier werden Übeltäter wie Bakterien, Viren und Zelltrümmer entsorgt. Abgesehen von den Lymphherzchen, die von der Bewegung profitieren, spielen auch die Muskeln eine entscheidende Rolle. Denn durch das An- und Entspannen der Muskulatur während der Bewegung wird die Lymphe auch weitertransportiert. Bewegung außen bewegt eben auch innen alles! Durch Sport profitieren das Lymphsystem und somit auch das Abwehrsystem. Potenziell schädliche Substanzen werden also besser entsorgt.

Ausdauer oder Muskelkraft? Die Vielfalt bringt's!

Um bestmöglich von den unterschiedlichen, heilsamen Wirkungen der Bewegung zu profitieren, macht es Sinn, das Bewegungsspektrum so breit wie möglich zu fächern. Das bedeutet, wechseln Sie ab! Ausdauersport sollte in jedem Fall dabei sein, aber auch Krafttraining. Denn so werden verschiedene Muskelgruppen angesprochen, was zu einem besseren Ergebnis führt.

Ausdauertraining Joggen, Walken, Wandern, Schwimmen, Radfahren; all diese Sportarten gehören zum Ausdauertraining. Achten Sie darauf, dass Ihr Puls nicht zu hoch ist. Als grobe Richtlinie gilt: 180 minus Lebensalter. Also ist mit 50 Jahren ein Puls von 130 Schlägen pro Minute ideal. So ist gewährleistet, dass Sie keine »Sauerstoffschulden« machen. Das bedeutet, dass in diesem Trainingsbereich die Energieverbrennung mittels Sauerstoff noch gut funktioniert. Man spricht hier von aerobem Training. Hier werden auch die Fettreserven angezapft. Im Gegensatz dazu findet bei höherer Belastung die Energiegewinnung unter Ausschluss von Sauerstoff (anaerob) in der Muskulatur statt und es wird hauptsächlich Zucker verbrannt. Dabei entsteht viel Milchsäure, was die Leistungsfähigkeit irgendwann begrenzt und die Regenerationszeit verlängert. Das ist nur etwas für sehr geübte Sportler. Hilfreich sind hier Pulsmesser oder Fitnessarmbänder: Sie helfen dabei, sich besser einzuschätzen. Oder machen Sie beim Arzt vorab einen Fitnesscheck. 180 Minuten Ausdauertraining pro Woche wären ideal. Das könnten dann 3-mal 60 Minuten sein oder 6-mal 30 Minuten. Je nachdem, wie es in Ihren Alltag passt.

Krafttraining Leider lässt die Muskelkraft im Alter nach und ab 30 nimmt die Muskelmasse kontinuierlich ab. Sie verringert sich pro Jahr um ca. 1 %. Dem kann man gezielt entgegenwirken: Hanteltraining, Theraband-Übungen, Training mit dem eigenen Körpergewicht oder der Besuch eines Fitnessstudios helfen hier weiter. Denken Sie beim Krafttraining nicht nur an den Bizeps, sondern auch an die Bauch-, Rücken- und Beinmuskulatur. Empfehlenswert sind zwei Einheiten in der Woche.

Gleichgewichtstraining Entlang der Knochen haben wir viele kleinere Muskeln, die uns stabilisieren. Man spricht auch von der Tiefenmuskulatur. Es ist sehr zu empfehlen, auch diese zu trainieren, denn das schützt uns vor Verletzungen. Und je weniger Baustellen im Körper, umso besser für unsere Abwehrkräfte. Hierfür eignet sich das Trampolin: wippen bzw. springen. Das Trampolin regt außerdem den Lymphfluss besonders gut an. Auch Übungen auf einem Bein, auf den Zehenspitzen etc. sind gut. Viele Übungen aus dem Yoga helfen hier (z. B. der Baum). Es gibt auch spezielle Übungsgeräte, die einen unruhigen Untergrund suggerieren, sogenannte Wackelbretter. Und gehen Sie öfters einmal barfuß.

Beweglichkeit Schauen Sie sich mal Nachbars Katze an, wenn sie aus ihrem Mittagsschaf aufwacht. Oder den Hund, der macht es genauso: Es wird sich gerne und viel gestreckt, gereckt und gedehnt. Über Dehnung trainieren Sie Ihre Beweglichkeit. Die Muskeln mögen das sehr. Sie werden dadurch gepflegt, Faszienverklebungen werden gelöst und Muskelverkürzungen verhindert. Außerdem werden während diesem mechanischen Reiz, der so auf die Muskulatur einwirkt, ebenfalls chemische Botenstoffe produziert, die für Entspannung sorgen. Und Entspannung bedeutet eine bessere Regeneration. Und diese ist auch wichtig für unser Immunsystem. Vielleicht haben Sie es auch schon einmal erlebt: In einer Yogastunde wird in der Regel viel Wert auf Dehnung gesetzt. Danach fühlt man sich herrlich entspannt.

Das Immunsystem braucht Entspannung

Richtige Entspannung will gelernt sein und gerade das bewusste Nichtstun ohne Ablenkung durch Snacken, Alkohol, Smartphone oder Fernsehen fällt vielen schwer.

Damit der Stress, dem wir täglich ausgesetzt sind, wieder nachlässt, braucht der Körper ein Signal. Früher war es die gelungene Flucht, der gewonnene Kampf. Heute bekommt unser Organismus leider nicht mehr ganz so klare Signale. Dabei braucht er diese, um den Schalter umlegen zu können: einen Entspannungsreiz. Der Körper merkt sich diese Signale und schaltet dann automatisch um. Das ist der Grund, warum Entspannungsübungen auch erst ein Weilchen trainiert werden sollten, damit sie ihre volle Wirkung zeigen. Am besten gewöhnt man sich deshalb auch an eine bestimmte Entspannungsübung, ein Entspannungsritual sozusagen. Wem das zu langweilig ist, der kann auch 2–3 verschiedene Entspannungsübungen eintrainieren, die man dann abwechselt. Generell ist der Mensch da sehr flexibel. Aber Wiederholung ist in jedem Fall sinnvoll: Nur so können wir uns auf die entsprechenden Entspannungsreize konditionieren und dann zwischen Aktivitäts- und Regenerationsmodus hin- und herschalten. Es ist ähnlich wie mit dem Sport: Es bedarf des Trainings. Der Körper stellt sich von Training zu Training darauf immer besser ein und ein Umschalten fällt immer leichter.

Die gute Nachricht: Entspannung kann man lernen!

Wie gesagt, nicht nur der Marathonlauf will trainiert sein, auch die Entspannung kann man lernen. Es gibt verschiedene Methoden, verschiedene Entspannungstechniken, sodass jeder etwas Passendes finden kann. Eines haben sie gemeinsam: Sie helfen Stress abzubauen und erhöhen die Stresstoleranz. Das heißt, dass man erst gar nicht mehr so anfällig ist, und in stressigen Situationen gelassener bleibt. Aber auch als Soforthilfe in gerade bestehenden Stresssituationen sind sie nach einer gewissen Übungserfahrung einsetzbar. Dass das nicht sofort funktioniert, ist klar. Übung macht den Meister!

Da die Wirkung verschiedener Entspannungsmethoden wissenschaftlich erwiesen ist und wir heute wissen, welch großen Effekt sie auf unsere Gesundheit haben, werden diverse Kurse auch von Krankenkassen angeboten oder die Kosten teilweise übernommen. Nachfragen lohnt sich.

Wirkungsvolle Entspannungsverfahren

Autogenes Training Entspannung durch mentale Selbstkontrolle und formelhafte Sätze (wie: »ich bin ganz ruhig«, »mein Arm ist ganz schwer«), die immer nach demselben Muster im Geiste wiederholt werden. »Autogen« bedeutet »selbst-erzeugt«, man benötigt keinerlei Hilfsmittel, sollte aber Disziplin im Üben mitbringen. Mit der Zeit kommt man immer schneller in den gewünschten Entspannungszustand hinein. Es gibt viele Hilfsmittel, um autogenes Training auf eigene Faust zu üben, etwa CDs, Anleitungen im Internet oder man besucht zu Beginn einen Kurs.

Progressive Muskelentspannung nach Jacobsen Durch abwechselndes An- und Entspannen einzelner Muskelgruppen wird zunächst das körperliche Angespanntsein erst richtig bewusst und kann besser wahrgenommen werden. Danach ist gezieltes Loslassen besser möglich. Diese gegensätzlichen Empfindungen trainieren die Körperwahrnehmung und fördern die Fähigkeit, sich zu entspannen. Zuerst mit großen Muskeln, wie denen der Arme und Beine beginnen, dann auf kleinere Muskeln, wie die des Gesichts (Mund, Nase, Stirn) ausdehnen.

Meditation Technik aus fernöstlichen Kulturen, aber auch aus christlichen Traditionen erwachsen. Dabei geht es um die Kontrolle unseres Geistes und darum, dem unaufhörlichen Gedankenkreisen Einhalt zu gebieten. Hier gibt es sehr viele verschiedene Techniken und Schulen. Zum Beispiel konzentriert man sich auf seinen Atem und versucht, diesen Fokus immer wieder neu aufzunehmen, sobald man gedanklich abgelenkt ist. Anfänger benötigen in der Regel Anleitung. Danach kann man täglich allein üben.

Yoga Die abwechslungsreichen Übungen entfalten vielerlei körperliche Wirkungen: Sie halten die Muskeln und Gelenke geschmeidig und stimulieren die inneren Organe. Durch Körperübungen den Geist zur Ruhe zu bringen, ist aber das eigent-

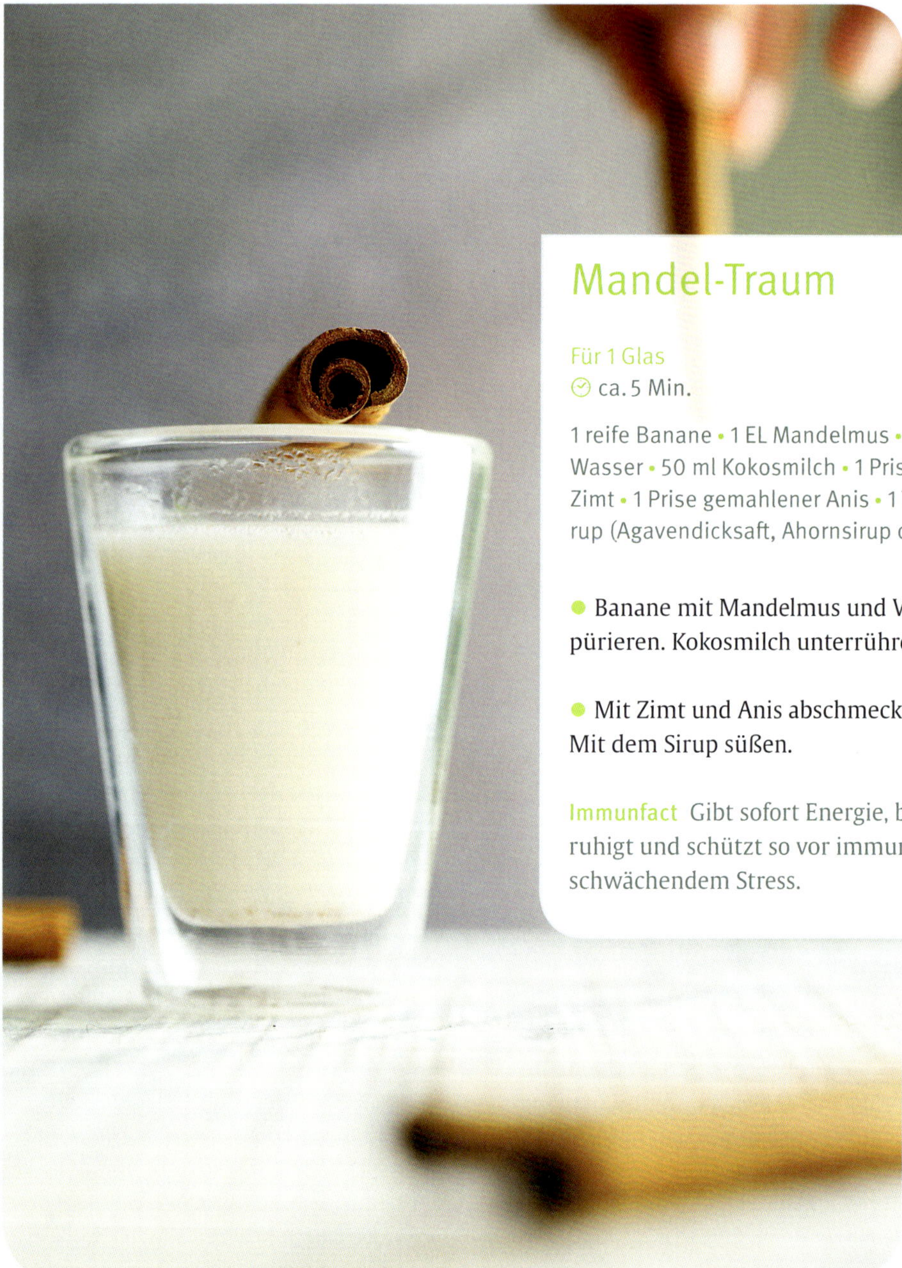

Mandel-Traum

Für 1 Glas
ca. 5 Min.

1 reife Banane • 1 EL Mandelmus • 150 ml Wasser • 50 ml Kokosmilch • 1 Prise Zimt • 1 Prise gemahlener Anis • 1 TL Sirup (Agavendicksaft, Ahornsirup o. Ä.)

- Banane mit Mandelmus und Wasser pürieren. Kokosmilch unterrühren.
- Mit Zimt und Anis abschmecken. Mit dem Sirup süßen.

Immunfact Gibt sofort Energie, beruhigt und schützt so vor immunschwächendem Stress.

liche Bestreben des traditionellen Yoga. Deshalb ist der bedeutendste Satz der berühmten Yoga-Sutren: »Yoga ist das zur Ruhe bringen der Gedankenwellen des Geistes.« Es gibt unzählige Yoga-Arten: ruhigere, spirituellere und dynamischere. Suchen Sie die für Sie passende aus.

Tai-Chi Harmonische Bewegungsabläufe, die an Schattenboxen erinnern. Sie werden fließend aneinandergereiht und wie in Zeitlupe ausgeführt. Atmung, Bewegung und Geist werden so aufeinander abgestimmt. Die Lebensenergie, das Chi, kann so besser fließen. Kurse werden von Sportvereinen und in speziellen Studios angeboten.

Qigong Besonders sanfte Trainingsmethode, die ebenso wie Tai Chi die Lebensenergie in Fluss bringt. Sanfte Bewegungen dienen dazu, die Energiebahnen (Meridiane) zu befreien, sodass dieser Fluss möglich ist. Diese Übungen sind jedoch auch im Sitzen oder im Liegen auszuführen und können weniger bewegungsintensiv, jedoch nicht weniger konzentriert praktiziert werden.

Achtsamkeitsbasierte Stressreduktion Diese Methode (MBSR; Mindfulness Based Stress Reduction nach Jon Kabat-Zinn) ist eine auch durch Studien gut erforschte Entspannungstechnik, die einige der oben genannten Entspannungsverfahren kombiniert und nutzt. Es geht aber letztlich darum, auch in Alltagssituationen ein hohes Maß an Achtsamkeit aufrechtzuerhalten. Diese Achtsamkeit wird gezielt eingeübt und soll in Fleisch und Blut übergehen. Ein wesentlicher Aspekt ist es, der Umwelt und auch sich selbst gegenüber wertfrei zu sein, zu beobachten und alles anzunehmen, so wie es gerade ist. Die innere Haltung in der Gegenwart aufmerksam zu beobachten, selbst zu entscheiden, ob eine Situation nun ein Stressauslöser ist, oder ob der Geist auch eine andere Möglichkeit hat, die Situation zu verarbeiten, ist ein langfristiges Ziel dieses Verfahrens.

Reizüberflutung stoppen

Durch die modernen Medien und unsere schnelllebige Zeit sind wir mit einer permanenten Reizüberflutung konfrontiert. Das ist auf Dauer nichts anderes als Stress. Immer erreichbar zu sein, alles zu lesen, zu sehen, immer up to date zu sein, um mitreden zu können – das kostet Kraft und tut niemandem gut. Gönnen Sie sich Zeiten, in denen alle digitalen Medien ausgeschaltet sind. Nehmen Sie auf keinen Fall das Smartphone mit auf den Spaziergang. Essen Sie in Ruhe, ohne mediale Ablenkung. Versuchen Sie nicht, möglichst viel in möglichst kurzer Zeit zu erledigen. Lernen Sie, Nein zu sagen, wenn es Ihnen zu viel wird. Bezeichnenderweise gibt es ein neues Krankheitsbild: FOMO, Fear of missing out – die Angst, etwas zu verpassen, was die sozialen Netzwerke anbelangt. Deshalb: Gewöhnen Sie sich abends schon an, das Smartphone frühzeitig auszuschalten. Nehmen Sie es gar nicht erst mit ins Schlafzimmer. So ist man nicht in der Versuchung, auch nachts, wenn man mal kurz aufwacht, zu schauen, ob eine Nachricht kam. Auch morgens muss der erste Griff nicht gleich das Smartphone sein. Gewöhnen Sie sich andere Rituale an. Sie werden sehen, bald können Sie sich wieder besser auf Dinge einlassen, sich besser konzentrieren, besser schlafen.

Die »Stress-Achse«

Es gibt im Körper einige zentrale Schaltstellen, die an der Stressreaktion beteiligt sind: der Hypothalamus im Zwischenhirn, als oberstes Regulationszentrum für alle nervengesteuerten und hormonellen Vorgänge; die Hypophyse (Hirnanhangsdrüse) und die Nebennierenrinde. Die Wechselwirkung zwischen diesen Organen bezeichnet man als Achse. Es gibt zwei Reaktionswege: Über Nerven, das funktioniert extrem schnell, und über Hormone, was etwas langsamer geht. Über das Nervensystem wird der »Sympathikus« angeregt, dieser veranlasst ohne Zeitverzögerung die Produktion von Stresshormonen wie Adrenalin und Noradrenalin in der Nebenniere. Kampf und Flucht werden möglich. Nun werden auch schon die bereits beschriebenen Entzündungsmechanismen abgerufen. Gleichzeitig werden im Gehirn weitere Hormone produziert, welche die Nebennierenrinde erst später erreichen und die Bereitstellung von Cortison veranlasst. Und Cortison wirkt bekanntermaßen entzündungshemmend. Dies tut es aber, indem es das Immunsystem bremst. Es dient also als Gegenspieler, um eine überschießende Reaktion zu verhindern. So versucht der Körper ein Gleichgewicht zu etablieren. Ist der Stress aber ohne Unterbrechung gegenwärtig, so ist dieses System nicht mehr ideal, wie es das in akuten Situationen ist. Wird dieses System durch Dauerstress überstrapaziert, wird das Immunsystem in Folge unterdrückt. Stressbedingtes Entzündungsgeschehen kann dauerhaft nicht eingedämmt werden, Erreger werden nicht mehr gut bekämpft. Also: Dauerstress führt zur ständigen Ausschüttung von Cortison und zur Dämpfung der Immunreaktion. Wer seine Abwehrkräfte stärken will, sollte demnach etwas gegen Stress unternehmen.

Angst schützt vor Gefahr, macht aber auf Dauer krank

Angst empfinden wir in der Regel bei Gefahr. Dieses Gefühl versetzt uns dann in die Lage, auf eine Situation entsprechend zu reagieren. Auch hier wird der »Sympathikus« aktiviert, jener Nervenstrang, der für Flucht und Kampf zuständig ist. In akuten Gefahrenlagen ist das natürlich sinnvoll. Auch bewahrt uns dieses Gefühl davor, leichtsinnig zu sein und Gefahren zu unterschätzen. All das sind hilfreiche Überlebensstrategien. Wenn die

Angst aber überdimensioniert ist und zum ständigen Begleiter wird, ist sie kontraproduktiv. Die gleichen Mechanismen wie bei akutem Stress laufen an. Und diese stärken bei kurzzeitiger Angst das Immunsystem, besteht diese aber lange fort, wird die Abwehr geschwächt. Angst ist schließlich immer eine kurzfristige Reaktion auf eine direkte, greifbare Situation: »Oh, eine grüne Schlange … Ich habe Angst, dass sie mich beißt …«.

Bei unspezifischen Situationen, die Angst hervorrufen, ist es nicht so einfach, dieses Gefühl wieder loszuwerden. Angst sollte immer in Relation stehen. Das Gefühl, die ängstigenden Gedanken und Gefühle nicht mehr kontrollieren zu können, kann zu einem Teufelskreis führen. Sie dürfen nicht die Oberhand gewinnen. Das ist gerade jetzt in Zeiten von Corona besonders wichtig. Denn Angst schwächt das Immunsystem und das wiederum macht es dem Virus leichter. Lassen Sie sich durch Zahlen und Statistiken nicht verunsichern! Haben Sie ruhig Vertrauen in Ihr Immunsystem! Es ist gut aufgestellt und mit diesem Buch stärken Sie es noch zusätzlich.

Umgang mit der Angst: Gemeinschaft hilft

Mit jemanden zu sprechen und seine Gedanken zu teilen, ist das Wichtigste. Gemeinsam kann man irrationale Gedankenmuster besser erkennen und kann sie durch positive Gedanken ersetzen. Denn Angst hat jeder. Oft spielen Selbstzweifel dabei noch eine Rolle. Zum Beispiel ist es ein Unterschied, ob ich Angst vor einer Spinne habe oder Angst, vor einer Gruppe von Menschen zu sprechen. Soziale Kontakte sind das A und O. Einen Freundeskreis zu pflegen, ist so wichtig: gemeinsam lachen, gemeinsam unbeschwert sein. Sei es, um zu erfahren, dass andere Menschen auch Ängste haben. Holen Sie sich so viel soziale Unterstützung wie möglich. Wichtig ist es, sich selbst ein Umfeld zu schaffen, das hilfreich ist. Eine optimistische Grundhaltung ist in Gemeinschaft einfacher aufzubauen, als wenn man sich abschottet.

Wenn Sie merken, dass Sie in Gedankenkreisen gefangen sind, dann achten Sie darauf, sich auf den Moment zu fokussieren. Nehmen Sie bewusst wahr, was um Sie herum passiert, was Sie hören, sehen und riechen. Konzentrieren Sie sich auch auf Ihre Atmung und versuchen Sie, das Ausatmen länger fließen zu lassen als das Einatmen. Da Gefühle wie Angst körperlich spürbar sind, an Herzklopfen, Schwitzen, Verspannungen oder Unruhe, helfen die oben aufgeführten Entspannungsübungen. Sie dämpfen die Körperreaktionen und in der Folge beruhigt sich die Psyche wieder. Auch sportliche Betätigung ist ideal. So werden die durch Angst bedingten Stresshormone besser abgebaut. Gleichzeitig werden Endorphine ausgeschüttet, Hormone, die Glücksgefühle hervorrufen können.

Meiden Sie auch nicht ängstigende Situationen, sondern setzen Sie sich ihnen ruhig aus. Das Gefühl danach, es geschafft zu haben, prägt sich von Mal zu Mal mehr ein. Das nennt man Selbstwirksamkeit: Sie sind selbst Gestalter Ihres Lebens. Vermeidungsverhalten ist kontraproduktiv. Denn Angst flacht ab, wenn sie ihren Höhepunkt erreicht hat. Diese Erfahrung ist wichtig und wird Sie stärken. Die Angst zu akzeptieren, sie als zugehörigen Teil des Seins zu sehen, ist stets Voraussetzung dafür, mit ihr klarzukommen.

Psychoneuroimmunologie: Alles hat eine Wirkung

Die Macht der Gedanken und Gefühle ist das Forschungsfeld der Psychoneuroimmunologie. Sie untersucht das Zusammenspiel zwischen der Psyche, dem Nervensystem und dem Immunsystem. Kurz gesagt: Gefühle beeinflussen unser Immunsystem. Angst, Ärger, Traurigkeit und Einsamkeit – aber auch Freude, Glück und Zufriedenheit. Das Immunsystem ist nicht nur als rein mechanische Barriere zu sehen, sondern auch als System, das mit unserer Psyche interagiert. Nicht nur ein Übermaß an Stress, sondern auch an negativen Gefühlen kann das System aus dem Gleichgewicht bringen.

Eine weitere Erkenntnis der Psychoneuroimmunologie: Unser Immunsystem ist lernfähig. Bei Versuchen mit Heuschnupfenpatienten fand man heraus, dass sich das Immunsystem konditionieren lässt. Erhielt der Patient zusätzlich zum allergieauslösenden Pollenkontakt gleichzeitig einen pinkfarbenen Kaffee, der salzig schmeckte, so reagierte er nach einer ge-

Corona-Angst: ein Massenphänomen

In der Corona-Krise hat man gesehen, dass solch starke Gefühle wie die Angst nicht irrelevant sind. Durch die zeitweise Isolation und die dadurch bedingte Verminderung der sozialen Kontakte hat sich bei vielen die Angst gesteigert und konnte nicht wieder abgebaut werden. Durch die dünne Faktenlage, die gleichzeitig durch sehr viele verschiedene Meinungen aus allen Richtungen anders ausgelegt wurde, konnte man sich selbst schlecht einen Reim auf diese doch sehr neue Situation machen. Das Gefühl der Dauerangst und damit der Machtlosigkeit ist bei vielen aufgekommen. Je normaler die Lebensumstände wieder werden, umso mehr soziale Kontakte wir wieder pflegen können, umso angstfreier können wir leben.

wissen Zeit schon allein durch den pinkfarbenen, salzigen Kaffee allergisch, obwohl die Pollen fehlten. Zugegeben, ein pinkfarbener, salziger Kaffee ist nicht gerade das, was man sich wünscht. So eine Konditionierung funktioniert aber nur, wenn das zweite Stimulanz komplett neu und dem Körper unbekannt ist.

Im Umkehrschluss kann man auch einen positiven Nutzen ziehen. So gibt es Experimente mit Personen, die dringend auf ein bestimmtes Medikament angewiesen sind, dieses aber schlecht vertragen. Durch Konditionierung mittels eines zweiten, gleichzeitig mit dem Medikament eingenommenen harmlosen, aber verrückten Dinges lernt der Körper die Wirkung dieses Medikaments hervorzurufen, auch wenn es gar nicht mehr oder nur in ganz geringen Mengen eingenommen wird. Der Körper hat gelernt, seine Reaktion anzupassen. Dies ist auch der Grund, warum Entspannungstechniken so gut funktionieren: Wir können uns auf einen Entspannungsreiz konditionieren.

Schlaf ist die beste Medizin

Sicher kennen Sie diesen Spruch. Und er stimmt wirklich. Wenn wir krank sind, haben wir ein vermehrtes Schlafbedürfnis. Was passiert da genau, wenn wir schlafen?

Tagsüber haben wir einen anderen Hormoncocktail im Blut als nachts. Mit dem nun dominierenden Schlafhormon Melatonin und dem Absinken von Adrenalin werden Körperprozesse verändert. Anstatt Leistung zu bringen, setzt der Körper nun auf Regeneration und Reparatur. Überalterte und kaputte Zellen können jetzt ausgemistet werden. Im Gehirn verfestigt sich Gelerntes und das Langzeitgedächtnis wird gespeist. Auch das Immunsystem hat nun andere Aufgaben. Nachts fällt die Konfrontation mit der Nahrung weg, wir bewegen uns nicht mehr im schadstoffreichen Straßenverkehr und werden von niemandem angehustet.

Unser Schlafplatz steht in der Regel an einem ruhigen, sicheren Ort. Es wird Zeit, auch im Immunsystem wieder alles für den nächsten Tag in Ordnung zu bringen. Gerade die wichtigen T-Zellen haben nun eine wichtige Aufgabe. Diese gehören zum spezifischen Immunsystem und können sich gezielt an Krankheitserreger anheften, um sie unschädlich zu machen. Dazu benötigen sie Proteine, die diese Haftung ermöglichen. Das sind die »Integrine«. Und diese werden vor allem nachts gebildet, wenn wir schlafen. So können die T-Zellen am nächsten Tag viel effektiver und effizienter arbeiten. Untersuchungen haben gezeigt, dass bei Schlafentzug viel weniger Integrine im Blut zu finden waren, als bei Personen mit ausreichendem Schlaf.

Auch frühere Experimente aus den USA legen das nahe. Testpersonen bekamen Nasentropfen mit Schnupfenviren verabreicht. Diejenigen, die ausreichend schliefen, wurden weniger häufig davon krank, als jene, die nachts weniger als 7 Stunden geschlafen hatten. In dieser Gruppe wurde 3-mal so häufig die Vermehrung dieser Krankheitserreger mittels eines Abstrichs nachgewiesen.

Die unterschiedlichen Immunzellen haben jeweils eine unterschiedliche Lebensdauer. Manche leben nur ca. 6 Stunden, wie die kleinsten Fresszellen, andere Monate oder Jahre. Die langlebigsten sind die T-Zellen. Sie bekommen, wenn wir in der Tiefschlafphase sind, von den »Eintagsfliegen« des Immunsystems, die allerdings meist den ersten Kontakt mit den Erregern haben, wichtige Informationen über diese weitervermittelt. Die T-Zellen bilden dadurch quasi ein Erreger-Nachschlagewerk, auf das sie jederzeit zurückgreifen können. Nicht nur im Gehirn bildet sich nachts also ein Langzeitgedächtnis, beim Immunsystem ist es ebenso. Nachts wird also auch hier alles auf unsere Festplatte gespeichert.

Schlafentzug: schlimmer als ein Rausch

Wir verschlafen sage und schreibe ein Drittel unseres Lebens – und das ist auch gut so! Wer einmal 24 Stunden nicht schläft, ist ähnlich neben der Spur, wie mit 0,8 Promille Alkohol. Die Konzentrationsfähigkeit lässt nach, die Reaktionszeit ist verlängert, es fällt schwer, klare Gedanken zu fassen. Bei 48 Stunden ohne Schlaf wird es richtig kritisch, es kann zu Halluzinationen und schwerwiegenden Gedächtnislücken kommen. Generell kann man sagen, dass wir uns im Schlaf erholen und dass er eine »Entmüdungsfunktion« hat. Ein schönes Wort, oder? Gibt es aber tatsächlich. Es geht darum, die tagsüber bestehende Leistungsfähigkeit zu gewährleisten. Und natürlich, wenn wir nicht genug schlafen, fühlen wir uns müde, schlapp und bekommen schlechte Laune. Unser Körper und auch unser Geist regenerieren sich im Schlaf. Gerade das Gehirn ist nicht etwa abgeschaltet, wenn wir schlafen, im Gegenteil: Nun werden die Erlebnisse des Tages verarbeitet. Es wachsen neue Nervenverbindungen. Vom Kurzzeit- geht es ins Langzeitgedächtnis, zumindest für die Dinge, die wir für wichtig ansehen. Anderes, was wir für überflüssig halten, wird aus dem Gehirn verbannt. So etwas nennt man effiziente Datenverarbeitung. Auch unser Stoffwechsel arbeitet jetzt anders. Vom kohlenhydratbetonten Stoffwechsel, der tagsüber abläuft, schalten wir um auf die Fettverbrennung. Das wird über Hormone gesteuert. Diese sorgen auch dafür, dass Reparaturprozesse in Gang gesetzt werden.

Schlaf macht schön

Den bekannten Schönheitsschlaf gibt es nicht nur sprichwörtlich. Man sieht es uns an, ob wir morgens ausgeschlafen aufstehen oder gerädert kaum einen Fuß vor den anderen bekommen, weil die Nacht zu kurz war. Es sind Mainzelmännchen unterwegs, bestimmte Wachstumshormone, die hauptsächlich nachts aktiv sind. Sie haben die Aufgabe, das sagt ihr Name schon, dass Babys und Kinder wachsen. Kein Wunder also, dass diese so viel schlafen. Im Erwachsenenalter erfüllen sie dann Aufgaben, die die Zellerneuerung anregen. Gerade an den Hautzellen, die wir morgens im Spiegel sehen, wird das sichtbar. Denn tagsüber ist unsere Haut der UV-Strahlung, Luftverschmutzung, Wind und Wetter ausgesetzt. Nachts werden entstandene Schäden ausgebessert.

Bei diesen Reparaturarbeiten hilft uns interessanterweise auch unser Schlafhormon, das Melatonin. Es fördert nicht nur den Schlaf, sondern wirkt auch antioxidativ. Interessant: Der US-Mediziner Dr. Richard Neel behandelte 400 Corona-Patienten sehr erfolgreich mit hoch dosiertem Melatonin. Doch zurück zur Oxidation. Gerade zu viel UV-Strahlung und Umweltbelastungen führen dazu, dass im Körper freie Radikale entstehen. Diese Moleküle haben es nicht leicht: Ihnen fehlt ein Elektron. Um es wiederzubekommen, greifen sie unsere Zellen an. Dabei versuchen sie, ein Elektron herauszulösen, um selbst wieder ganz zu sein. Dabei gehen unsere Zellen oder Bestandteile davon, wie die Zellwand, kaputt. Dieser Vorgang heißt »Oxidation«. Auch die Zellen unseres Immunsystems sind von diesen Angriffen nicht ausgenommen. Als Antioxidanzien bezeichnet man Substanzen, die diesen Prozess verhindern und die wild gewordenen freie Radikale unschädlich machen. Übrigens können das auch viele Bestandteile aus der Nahrung. Unsere Rezepte enthalten Zutaten, die eben diese Fähigkeit auch besitzen.

Außerdem sind im Schlaf die Muskeln entspannt. Das wirkt der Faltenbildung, was die Gesichtsmimik anbelangt, entgegen. Aber Achtung: Lachfalten machen attraktiv und sind durchaus erwünscht! Und: Sonne ist ebenfalls wichtig für unser Immunsystem, denn über die Haut produzieren wir Vitamin D. Wie bei allem: Die Dosis macht das Gift!

Wer nicht schläft, wird dick – auch diese Volksweisheit hat ihre Berechtigung. Man denkt ja eigentlich, dass der Energieverbrauch nachts geringer ist und so das Aufbleiben und kurzer Schlaf eher schlank machen. Dem ist allerdings nicht so. Nachts stellt sich der Stoffwechsel um, und das macht schlank! Schlafen Sie sich deshalb guten Gewissens richtig aus!

Schlafhormon Melatonin: unsere innere Uhr

Alles in der Natur unterliegt bestimmten Rhythmen: Sommer und Winter, Regen- und Trockenzeiten, Ebbe und Flut, Tag und Nacht, Wachsein und Schlafen. Dieser Rhythmus ist vom Tageslicht abhängig. Melatonin ist unser Schlafhormon und wird durch Dunkelheit verstärkt ausgeschüttet. Das merken wir vor allem im Sommer, wenn es abends länger hell ist. Wir werden dann nicht so schnell müde wie im Winter. Auch wachen wir, wenn der Schlafraum nicht völlig abgedunkelt ist, früher auf, wenn uns die ersten Sonnenstrahlen wecken. Und im Winter haben wir oft das Gefühl, nicht richtig wach zu werden: Das Licht fehlt, die Melatoninproduktion flacht dann nicht angemessen ab. Als Gegenspieler von Melatonin dienen Cortison und Serotonin.

Cortison ist nicht nur an der Stressreaktion beteiligt, sondern steuert auch die Aufwachphase morgens und hilft dabei, Energie bereitzustellen. Auch Serotonin, bekannt als Glückshormon, wird morgens vermehrt bereitgestellt und macht uns munter und aktiv. Haben wir nun abends noch viel Stress oder treiben zu spät am Abend intensiv Sport, so verhindert das hierfür benötigte Cortison die Melatoninproduktion und die Schlafqualität ist vermindert bzw. das Einschlafen ist erschwert. Auch zu wenig Licht am Tage, was die Serotoninproduktion ankurbelt, wirkt sich negativ auf den Schlaf aus. Denn als Vorläufer von Melatonin dient eben dieses Serotonin. Zu wenig am Tage davon bedeutet, dass nachts nicht genügend Melatonin produziert werden kann. Achten Sie deshalb unbedingt auf genügend Tageslicht und einen schön dunklen Schlafraum.

Licht regelt also die Ausschüttung dieses Schlafhormons, aber es benötigt, um produziert werden zu können, auch die richtigen Ausgangsstoffe. Dazu sind ein paar Nährstoffe unerlässlich. Als wichtigste Zutat benötigen wir Tryptophan. Das ist ein einfacher Eiweißbaustein. Und dieser muss den Weg bis hoch ins Gehirn auch schaffen. Dazu benötigt es ein paar Kohlenhydrate, die ein bisschen die Insulinausschüttung anregen. Das muss nicht viel sein. Aber dadurch werden konkurrierende Eiweißbausteine in die Muskulatur geschleust, so dass Tryptophan ungehindert ins Gehirn gebracht werden kann. Eiweißbestandteile, die gut für die Muskulatur sind, kommen nämlich häufiger in der Nahrung vor, als Gehirn-Eiweiße. Vor allem, wenn man verstärkt auf tierisches Eiweiß setzt. Die besten Tryptophanquellen sind Cashewkerne. Diese liefern gleich beides: das wertvolle Tryptophan und ein paar Kohlenhydrate, die beim Transport hoch ins Gehirn helfen. Haferflocken, Erbsen, Linsen, Kakaopulver und Sojabohnen sind ebenfalls hervorragende Quellen. Magnesium, eine Vielzahl an B-Vitamine sind dann des Weiteren vonnöten, um uns in süße Träume zu versetzen.

Die Schlafphasen: was nachts alles passiert

Während der Nacht ist der Schlaf nicht immer gleich. Verschiedene Phasen folgen in einer bestimmten Reihenfolge aufeinander. Diese ergeben einen Schlafzyklus, der sich bis zum Aufwachen immer wieder wiederholt (abgesehen von der Einschlaf- und Aufwachphase). Erkennen lässt sich das an unterschiedlichen, charakteristischen Merkmalen im Gehirn: Die elektrischen Hirnströme und Gehirnwellen verändern sich. Verschiedene Schlafphasen wechseln sich ab. Alle sind sie wichtig.

- Die Einschlafphase kommt logischerweise zuerst. Hier sind die Muskeln noch nicht so entspannt, aber die Gehirnwellen weisen eine deutlich langsamere Frequenz auf als im Wachzustand.
- Nun folgt eine Leichtschlafphase. Die Muskeln sind völlig entspannt, Puls und Atmung sind ganz gleichmäßig und die Körpertemperatur sinkt ab.
- Die folgende Phase beschert uns Tiefschlaf. Die Atemfrequenz verringert sich, Blutdruck und Puls sinken und im Gehirn sind langsame Delta-Wellen messbar. Wenn uns der Wecker in dieser Schlafphase erwischt, müssen wir oft erst überlegen, wo wir sind und wieso der Wecker überhaupt klingelt! Wir sind in diesem Moment oft komplett desorientiert. Auch das Zähneknirschen findet in dieser Phase verstärkt statt.
- Von hier geht es über eine kurze Leichtschlafphase in die REM-Phase. Diese Abkürzung steht für »Rapid-Eye-Movement«, was so viel wie »schnelle Augenbewegung« heißt. Diese Augenbewegungen, die trotz geschlossener Augenlider zu sehen sind, sind namengebend. Nun werden auch die Atmung und der Herzschlag wieder schneller, die Gehirnwellen haben eine höhere Frequenz und hier wird nun intensiv geträumt. Die Muskulatur bleibt jedoch tief entspannt. Somit wird verhindert, dass der Träumende wild gestikulierend in sein Traumgeschehen eingreift. Ob man sich an seine Träume erinnert oder nicht, hängt oft damit zusammen, ob man in einer REM-Phase aufwacht.

Nach einer REM-Phase beginnt ein neuer Zyklus wieder mit dem Leichtschlaf. Jeder Zyklus dauert in etwa 90 Minuten, wobei die Länge der einzelnen Phasen immer unterschiedlich ist. Am Anfang der Nacht sind allerdings die Tiefschlafphasen länger, in den Morgenstunden die REM-Phasen. All diese Phasen sind wichtig. Denn je nachdem, in welcher Phase wir uns befinden, werden das Gehirn und andere Körperfunktionen unterschiedlich beeinflusst.

Ein schwerer Job fürs Immunsystem: Schichtdienst und Nachtarbeit

Ein geregelter Tag-Nacht-Rhythmus gehört eigentlich zu einem gesunden Lebensstil. Nun ist dies vielen Menschen aus beruflichen Gründen vorenthalten. Vielleicht sind auch Sie betroffen? Wie zum Beispiel all jene, die im Gesundheitswesen tätig sind: Ärzte, Krankenschwestern und Pflegepersonal. Auch LKW- und Busfahrer, Bäcker, Bedienstete

Wie viel Schlaf ist genug?

Schlafforscher haben herausgefunden, dass das von vielen verschiedenen Faktoren abhängt. So schlafen Frauen tendenziell länger als Männer und im Winter schlafen wir alle generell mehr als im Sommer. Auch schlafen Jüngere länger (denken Sie nur an das dauernd schlafende Baby) als Ältere. Kleinere Schulkinder schlafen 9–11 Stunden, Teenager benötigen zwischen 8–10 Stunden, Erwachsene 7–9 und Senioren genügen schon 5–7 Stunden Schlaf. Doch das sind nur Anhaltspunkte: Entscheidend ist die Frage, ob man sich gut ausgeruht fühlt am nächsten Tag. Unabhängig von der Schlafdauer gibt es natürlich auch die Lerchen und die Eulen. Jeder tickt da ein bisschen anders. Die einen stehen eben gern früh auf und sind morgens besonders leistungsfähig. Sie gehen dann entsprechend früh zu Bett. Andere schlafen lieber lange, sind dafür aber abends noch lange fit und aktiv.

der Gastronomie, im Flug- oder Bahnverkehr, Polizisten und etliche mehr müssen oft zu nachtschlafender Zeit arbeiten. Hier ist besonders darauf zu achten, diesen Mangel an Rhythmus auszugleichen und den Schlaf auf keinen Fall zu kurz kommen zu lassen. Alles, was sonst die Gesundheit fördert, wie Bewegung, Entspannung und Ernährung sollten noch stärker im Fokus stehen.

Schlaflosigkeit kann viele Ursachen haben

Bei ca. 30 % der Betroffenen liegen keine krankheitsbedingten Störungen vor. Jedoch fühlen sie sich morgens unausgeruht, erschöpft, haben den ganzen Tag das Gefühl, einfach nur schlafen zu wollen. Dann gilt es auf die Suche zu gehen. Schlafstörungen können sich unterschiedlich zeigen: Man schläft schlecht ein, kann nicht durchschlafen, wacht nachts plötzlich auf und kann nicht mehr einschlafen oder wacht morgens viel zu früh auf. Oft beginnt das Dilemma in einer Phase, in der man mit irgendeinem Problem oder Sorgen beschäftigt ist. Diese Ursache kennen bestimmt viele, sie ist sehr weit verbreitet. Es wird nachts gegrübelt und das Problem hin und her gewälzt. Nun besteht die Gefahr, ungünstige Angewohnheiten zu entwickeln, um dennoch irgendwie einschlafen zu können: Alkohol trinken, spätes Naschen, den Fernseher anlassen, bis man schläft, zu viel am Smartphone rumzuspielen etc. Wenn es Ihnen so ergeht, dann beachten Sie unbedingt unsere Tipps (Seite 114). Dort werden Schlafräuber enttarnt und Strategien dagegen angeboten.

Wenn Sie einmal eine Nacht schlecht schlafen, grübelnd im Bett liegen, weil Sie ein aktuelles Problem beschäftigt, kann man natürlich nicht von Schlafstörungen sprechen. Davon ist erst die Rede, wenn dieser Zustand häufig (3 × die Woche oder öfter) oder gar andauernd über einen längeren Zeitraum (Monate) auftritt. Im akuten Fall kann der folgende Satz helfen, der Sie jetzt vielleicht zum Schmunzeln bringt: »Gute Nacht, ihr lieben Sorgen, lasst mich in Ruh', ich schlaf bis morgen!«

Da auch verschiedene Medikamente in Zusammenhang mit Schlafstörungen stehen können, prüfen Sie zuallererst einmal, ob das bei Ihnen der Fall ist. So stehen verschiedene Blutdrucksenker, Schilddrüsenmedikamente, Cortison oder Antidepressiva unter Verdacht. Sprechen Sie unbedingt mit Ihrem Arzt darüber, ob hier ein Wechsel möglich ist oder die Dosis angepasst werden kann. Auch permanent eingenommene Schlafmittel können das Problem verstärken, anstatt es zu verbessern.

Auch im Alter klagen viele Menschen über Schlafprobleme, trotz des geringeren Schlafbedürfnisses. Das kann an eingeschränkter Bewegungsfähigkeit oder zu wenig Aktivität im Alltag liegen. Zu viel Sitzen macht nicht ausreichend müde. Wenn dazu noch eine Abnahme der geistigen Aktivität kommt, wird es nicht besser. Deshalb: Versuchen Sie, sich so viel wie möglich zu bewegen, vor allem draußen an der frischen Luft und im Licht. Und fordern Sie sich auch geistig immer wieder heraus.

Schlafstörungen: wann man einen Arzt braucht

Mittlerweile gibt es in der Medizin ein eigenes Forschungsgebiet über den Schlaf, die Somnologie. Wenn Sie nicht weiterkommen, gehen Sie ruhig einmal zu solch einem Schlafmediziner und lassen Sie Ihren Schlaf im Schlaflabor untersuchen. Denn auch gerade schlafbezogene Atemstörungen können so festgestellt werden. Diese sind oft ein Grund, sich morgens – auch bei ausreichend Schlaf – gerädert zu fühlen und am Tag permanent müde zu sein. Bei diesen Phänomenen sollten Sie die Hilfe eines Spezialisten in Anspruch nehmen.

Schlafapnoe

Abzugrenzen zum normalen Schnarchen, das meist nur für den Bettnachbarn nervenaufreibend ist, aber sonst kein Problem darstellt, ist die Schlafapnoe. Hierbei kommt es zu gefährlichen Atemaussetzern während der Nacht, meist von unregelmäßigem Schnarchen begleitet. Durch die Atemaussetzer wird der Körper, vor allem Herz und Gehirn, nicht ausreichend mit Sauerstoff versorgt. Dieser Mangelzustand im Körper hat Folgen, denn der Körper ist nun in eine Stresssituation geraten und muss Gegenmaßnahmen einleiten: Der Blutdruck steigt, die Atemmuskulatur muss hart arbeiten etc. Am nächsten Tag sind die Betroffenen oft sehr erschöpft und energielos.

Restless Legs Syndrom

Hierbei handelt es sich um ein Phänomen, bei dem die Beine dem Schlaf einen Strich durch die Rechnung machen. Übersetzt heißt es: unruhige Beine. Betroffene haben das Gefühl, als müssten sie sich ständig bewegen, da die Beine kribbeln, schmerzen, stechen, ziehen und unglaublich unruhig sind. Weil dieses Phänomen erst auftritt, wenn man zur Ruhe kommt, entspannt ist, gar schlafen möchte, ist es ein großes Problem. Etwa 10% der Bevölkerung sind betroffen. Lassen Sie organische Ursachen wie Eisenmangel und Nierenschwäche abklären. Achten Sie auf viel Bewegung und auch Dehnung der Bein- und Fußmuskulatur am Tage und unterstützen Sie das Einschlafen mit kalten Wadengüssen nach Pfarrer Kneipp (Seite 108). Noch ein Tipp: In der Traditionellen Chinesischen Medizin (TCM) gelten rastlose Beine als ein Zeichen für Leberschwäche und einen Mangel an Mineralstoffen. Möglicherweise helfen Leberwickel und entgiftende Maßnahmen. Empfehlenswerte Präparate zum Auffüllen der Mineralstoffspeicher (Seite 56) haben wir ebenfalls für Sie aufgelistet.

Fasten – Impulse für die Selbstheilung

Fasten ist ein natürlicher biologischer Prozess. Viele Tiere halten fastenderweise ihren Winterschlaf. Die Fähigkeit, gezielt auf Nahrung zu verzichten, schlummert auch in jedem von uns.

Nicht immer stand so viel Nahrung zur Verfügung, wie wir es heute gewohnt sind. Der Wechsel der Jahreszeiten, Regen- und Dürrezeiten, schränkten das Nahrungsangebot regelmäßig und saisonal ein. Unsere Vorfahren waren daran gewöhnt. Wir dagegen sind verwöhnt: dass alles überall und zu jeder Zeit verfügbar ist. Folge davon sind zahlreiche Zivilisationskrankheiten. Denn unser Körper kann sich an einen Mangel viel besser anpassen als an den Überfluss. Das hat er über viele tausende Jahre gelernt. Und dieses Programm können wir jederzeit abrufen. Wir haben jedoch einen entscheidenden Vorteil: Wir können uns aus freien Stücken zum Fasten entscheiden, anders als unsere Vorfahren, die oft unfreiwillig gehungert haben. Fasten wird deshalb, laut den Leitlinien der Ärztegesellschaft für Heilfasten und Ernährung, folgendermaßen definiert: »Fasten ist der freiwillige Verzicht auf feste Nahrung und Genussmittel für eine bestimmte Zeit.« Während des Fastens laufen viele unterschiedliche gesundheitsförderliche Prozesse gleichzeitig ab, die im Folgenden einzeln erklärt werden.

Schauen wir noch einmal ins Tierreich, hier kann man stets viel lernen. Kranke Tiere essen nichts. Sie fasten. Ganz intuitiv. Nun ist der Organismus mit der Bewältigung des Krankheitsgeschehens beschäftigt. Die Verdauung ist in diesem Fall ein unnötiger Energieräuber und das Essen verlangt vom Immunsystem dazu, dass es gründlich kontrolliert wird, schließlich lauert auch hier Gefahr von außen. Also ist Fasten angesagt und macht auch Sinn. Wer krank ist, hat in der Regel auch keinen großen Appetit, zusätzlich ist oft der Geschmackssinn eingeschränkt. Aber aus lauter Gewohnheit oder in der Annahme, etwas Gutes zu tun, wird viel gegessen. Aber nicht nur bei der Krankheitsbewältigung hilft das Fasten, es ist auch präventiv wirksam und stärkt unser Immunsystem.

Autophagie: die geniale Selbstreinigung der Zelle

Die Entdeckung der Autophagie haben wir Yoshinori Ohsumi zu verdanken, einem Japaner, der für seine Forschungsarbeiten, die er seit den 1980er Jahren betreibt, im Jahr 2016 den Nobelpreis erhielt. Autophagie ist die Fähigkeit jeder einzelnen Zelle, unter Nahrungsverknappung eigene Bestandteile zu recyceln.

Denn, wenn von außen nicht mehr viel kommt, möchte die Zelle nicht einfach auf bessere Zeiten warten, sondern wird aktiv: Die zelleigene Müllabfuhr schaut, was nicht mehr gebraucht wird, was beschädigt ist oder was altersschwach ist. Diese Zellbestandteile werden in eine Art Müllsack gesteckt, das Autophagosom, und von vielen fleißigen Müll-Enzymen, den Lysosomen, dort aufgespalten. Nun werden neue, tadellose Zellbestandteile daraus hergestellt. Aus alt mach neu! »Auto« bedeutet »selbst«, »Phagie« steht für »einverleiben, verdauen«. Selbstverdauen, heißt es also übersetzt.

Dieser Prozess hält die Zelle frei von Müllbergen und sorgt dafür, dass wir länger jung bleiben. Im heutigen Überfluss hat es die Autophagie allerdings schwer: Wir essen zu oft, zu viel, zu spät, Esspausen kommen zu kurz. Diese sind aber notwendig, um diesen Prozess einzuleiten. Können Sie sich an den Streik der Müllabfuhr in Neapel vor ein paar Jahren erinnern? Der Müll bleibt einfach auf der Straße liegen und nach ein paar Tagen war kein Durchkommen mehr möglich. Ähnlich würde es in unserem Körper ohne dieses geniale System auch aussehen. Ohne Essenspausen haben Zivilisationskrankheiten ein leichtes Spiel.

Und Fasten hilft, denn das Fasten ist der stärkste Impuls an die Autophagie. Wer eine Woche fastet, hat 7 Tage lang 24 Stunden lang Autophagie und fühlt sich danach oft wie neugeboren. Aber auch Kurzzeitfasten (Seite 90) schiebt diesen Prozess an!

Profitiert nun auch das Immunsystem davon? Oh ja! Denn auch außerhalb der Zelle werden dadurch die Makrophagen des Immunsystems besonders aktiv und gehen auf die Suche nach alten und kranken Zellen, in denen sich ein Recycling nicht mehr lohnt. Diese werden dann einfach von den Makrophagen wegverdaut. Ein Makrophage ist schließlich eine Fresszelle! Auch Krankheitserreger werden nun vermehrt auf diese Weise vernichtet. Viren, auch der Corona-Virus, werden jetzt regelrecht gescannt und unschädlich gemacht. Damit dieser Prozess z. B. auch in einem akuten Krankheitsgeschehen unterstützt wird, wird auf die Appetitbremse gedrückt. Also machen Sie es wie die schon erwähnten kranken Tiere und halten Sie sich lieber an Ihren Instinkt. Auch Entzündungen werden in dieser Zeit reguliert und eine bestimmte Art der Antigen-Präsentation ist von der Autophagie abhängig. Das Immunsystem gewinnt an Kraft!

Nicht nur in der Zelle wirkt das Fasten wie eine Müllabfuhr, sondern auch im Bindegewebe. Dieses dient dem Körper als Zwischenlager für so manchen »Schrott«. Zum Beispiel für Stoffwechselsäuren aus unserer Nahrung. Essen wir zu oft, zu viel, zu ungesund, so werden diese Speicherplätze oft als Dauerlager missbraucht.

Leider verändert sich dadurch das Milieu negativ. Das mögen die Abwehrzellen aber gar nicht gerne. Sie arbeiten bei zu sauren pH-Verhältnissen langsamer und ungenügend. Durch zu viel Säure im Gewebe verändert sich auch dessen Beschaffenheit. Statt wässrig und geschmeidig zu sein, wird es dort dickflüssiger. Durch zähflüssigen Honig kann man auch nicht so schnell durchschwimmen, wie durch klares Wasser. So kann man sich das ungefähr vorstellen. Durch das Fasten werden diese Säurelager endlich geleert und somit wird das Gewebe wieder zu einem besseren Arbeitsplatz für unsere Immunzellen.

Fasten: Verjüngungskur für das Immunsystem

Die meisten Abwehrzellen sitzen im Darm. Weil die Nahrung an das Immunsystem immer eine Herausforderung stellt: Was kommt da an? Muss ich dagegen vorgehen? Deshalb sind die Abwehrzellen nach der Mahlzeit immer besonders auf der Hut. »Verdauungs-Leukozytose« nennt man das. Erkennen Sie einen Wortbestandteil wieder? Die Leukozyten sind die weißen Blutkörperchen, aus denen die verschiedenen Abwehrzellen bestehen. Es macht also Sinn, wenn diese nach dem Essen etwas ansteigen. Sie mobilisieren sich. Im Alltag ist das aber tatsächlich eher irrelevant und übrigens steigen die Leukozyten am wenigsten nach dem Verzehr von Gemüse und Obst an. Beim Fasten werden sie nicht gebraucht. Ihre Zahl verringert sich. Viele Immunzellen werden nun abgebaut, um Energie zu sparen.

Das bedeutet aber nicht, dass die Abwehr schwächer wird, es heißt vielmehr, dass sie endlich einmal Zeit hat, sich zu erneuern. Natürlich passiert das fortwährend, alte Zellen werden abgebaut, neue aufgebaut. Aber normalerweise ist die Zeit knapp und so einen richtigen Frühjahrsputz, wie beim Fasten, nutzen auch gern die Immunzellen. Und Sie wissen ja, in ein volles Glas kann man nichts mehr füllen. Also sind solche Zeiten des Mangels eine Möglichkeit, aufzuräumen und Platz für Neues zu schaffen. Die Immunzellen werden, soweit möglich, recycelt und alte, schwache komplett abgebaut. Nach dem Fasten steigt die Anzahl der weißen Blutkörperchen rapide an: viele auf einen Schlag. Untersuchungen der Universität in Kalifornien legen nahe, dass diese aus »schlafenden« Stammzellen generiert werden. Und das macht diesen verjüngenden Effekt aus.

Wie durchs Nicht-Essen die Darmflora profitiert

Unsere lieben Mitbewohner im Darm sind nun auch einer neuen Situation ausgesetzt: Die Mahlzeiten werden knapp oder fallen aus! Oh je, wovon sollen sie nun leben? Aber wie alles im Körper, sind auch sie sehr anpassungsfähig. Sie vertilgen nun alles, was noch übrig ist und verwerten es. Die Anzahl der Darmbakterien dezimiert sich aber trotzdem. Das ist jedoch kein Nachteil, denn dadurch wird ein großes Reinemachen im Darm angeregt. Kranke und geschwächte Darmwandzellen werden dazu gebracht, sich abzubauen: »programmierter Zelltod«, heißt das. Das schützt vor Darmkrebs. Neue, gesunde Zellen haben nun besser Platz, die »Wohnungen« der Darmbewohner sind quasi neu renoviert und sowie das Fasten beendet wird, ziehen fröhlich wieder viele nützliche Bewohner nach.

Es ist außerdem ein Irrglaube, dass man damit dem Darm schaden könne. Auch nicht mit den im Fasten üblichen Darmreinigungen wie den Einläufen. Ganz im Gegenteil. Diese Methoden unterstützen diese Prozesse. Wissenschaftler aus den USA haben nachgewiesen, dass noch 3 Monate nach dem Fasten mehr von den wichtigen kurzkettigen Fettsäuren (den Stoffwechselprodukten der Darmbakterien) im Umlauf sind als vorher. Zur Erinnerung: Diese sind enorm wichtig für das Darmmilieu, als Energielieferanten der Darmwandzellen, und nicht zuletzt haben sie einen entzündungshemmenden Effekt. Auch, dass es im Darm vorwärts geht und sich der Inhalt regelmäßig entleeren kann, ist ihr Verdienst, sie regen die Darmbewegung an. Dass sie gleichzeitig einen positiven Einfluss auf die Gelenke und sogar die Knochen haben, ist erstaunlich. Wer nach dem Fasten gut auf seine Ernährung achtet, kann diesen Effekt noch verlängern.

BDNF: Gesund alt werden, mit Köpfchen!

Durch verbesserte Hygiene, ein besseres Gesundheitssystem und die Ausrottung diverser Seuchen, wie Pest oder Cholera, ist die Lebenserwartung stetig angestiegen. Gleichzeitig machen sich die sogenannten Zivilisationskrankheiten breit. Deshalb ist ein gesundes Altern die Herausforderung unserer Zeit. Fasten trainiert die Anpassungsfähigkeit auf allen körperlichen, aber auch auf geistiger Ebene. Und wer sich stets gut anpassen kann, hat viele Vorteile. Auch Neurobiologen interessieren sich inzwischen für das Fasten. Denn es hat auch dem Gehirn viel zu bieten und hilft, vor neurodegenerativen Erkrankungen wie Demenz und Parkinson zu schützen, die im Alter zunehmen.

Ein Grund für diesen Schutz ist ein Stoff, der auch in der Muskulatur produziert wird. Aber im Gehirn wird er während des Fastens in noch viel größerem Umfang hergestellt, deshalb auch der Name: BDNF – steht für »Brain-derived neurotrophic factor«, zu Deutsch: vom Gehirn stammender Nervenwachstumsfaktor. Und das bedeutet, dass während des Fastens neue Gehirnzellen entstehen. Das ist nämlich, entgegen früherer Lehrmeinungen, möglich.

Und das macht auch Sinn, denn wenn Nahrung fehlt, läuft unser urzeitliches Programm an, um trotz Nahrungsmangel zu überleben. Es kommt Bewegung ins Gehirn. Im Fasten sind kreative Prozesse auch besonders interessant. Man scheint von ganz allein auf neue Ideen zu kommen. Genauso wie auch beim Laufen, denn auch dabei wird dieser Faktor in einem gewissen Umfang produziert.

Sonnenlicht und Omega-3-Fettsäuren sind ebenfalls hilfreich. Deshalb finden Sie in diesem Buch besonders viele Rezepte mit Walnüssen und Leinöl. Aber vor allem angeregt wird dieser Mechanismus durch den veränderten Energiestoffwechsel während des Fastens.

Ketonkörper: der besondere Kick

Wenn wir regelmäßig essen, bezieht der Körper seine Energie hauptsächlich aus Kohlenhydraten und auch aus Fetten, z. B. wenn wir Ausdauertraining betreiben. Eiweiße sind keine Energielieferanten, sondern Bau- und Funktionsstoffe. Beim Fasten fehlen die Energielieferanten, es wird auf körpereigene Depots zurückgegriffen. Erst werden auch Eiweiße dazu genutzt: Verdauungsenzyme und andere Substanzen, die der Körper nun nicht mehr benötigt. Dies hat einen regenerierenden Effekt. Zu viel Eiweiß soll uns aber nicht verloren gehen, es setzt hier recht schnell ein Sparmechanimus ein und es geht ans Eingemachte. An die Fettdepots. Denn Fett ist die effizienteste Art, Energie im Körper zu speichern.

Nun verbrennt das Fett beim Fasten etwas anders als im Alltag. Es wird zu sogenannten Ketonkörpern umgebaut. Diese dienen dann vor allem Herz und Gehirn und danach allen anderen Organen als Energiequelle. Der Übergang ist fließend. Auch werden im Alltag immer kleine Mengen an Ketonkörpern produziert. Denn Herz und Gehirn müssen zu jeder Zeit unbedingt mit Energie versorgt werden können. Das tolle an den Ketonkörpern: Sie wirken antientzündlich! Und das hilft wiederum dem Immunsystem! Dauerhaft würde diese Energiequelle den Körper aber überlasten, vor allem die Nieren, denn sie müssen die Stoffwech-

Wie oft und wie lange soll ich fasten? Und wer darf nicht fasten?

Klassischerweise ist eine Fastenwoche pro Jahr zu empfehlen. Wer es sich einrichten kann oder wer gesundheitlich etwas vorbelastet ist, z. B. mit Allergien oder chronisch entzündlichen Erkrankungen, kann auch gerne zweimal im Jahr fasten. Auch bei Übergewicht sind mehrere Fastenzeiten im Jahr angezeigt. Es kommt auf den individuellen Gesundheitszustand an und auf die persönliche Konstitution. Es spricht auch nichts dagegen, 2 Wochen am Stück zu fasten. Grundsätzlich darf jeder gesunde Erwachsene fasten. Bei Krankheiten, die eine auszehrende Wirkung haben, oder bei Unterernährung (z. B. bei akuter Anorexie) ist es nicht anzuraten. Menschen mit schwerer Schilddrüsenüberfunktion und Nierenkranke dürfen ebenfalls nicht fasten. Bei vielen Erkrankungen ist das Fasten sinnvoll, sollte aber unter ärztlicher Aufsicht stattfinden.

selreste davon ausscheiden. Ein Grund, warum schwer Nierenkranke nicht fasten dürfen. Und deshalb ist es im Fasten wichtig, viel Wasser zu trinken. Aber öfters mal ein Wechsel in diesen Energiemodus wäre erstrebenswert. Das geht ganz einfach mit dem Intervallfasten.

Was ist die beste Fastenmethode?

Wir empfehlen Ihnen das Suppenfasten nach Moll. Ralf Moll hat das Suppenfasten entwickelt und hat seit 25 Jahren Erfahrung damit. Basische, abwechslungsreiche Gemüsesuppen werden durch frische Smoothies ergänzt. Damit sie besser verdaulich sind, werden alle Suppen püriert. Diese Fastenart ist sehr schonend und kann auch von ungeübten Personen leicht durchgeführt werden. Der Darm wird durch die pürierten Suppen gepflegt und geschützt. Die Inhaltsstoffe der Zutaten, allesamt basisch, werden sehr gut vom Körper aufgenommen, ohne zu belasten. Die Leistungsfähigkeit bleibt von Anfang an erhalten, die Umstellung in den Fastenstoffwechsel läuft sehr fließend ab.

Die basischen Inhaltsstoffe der Fastenspeisen helfen, den Körper zu entsäuern, und verbessern so das Milieu im Zwischenzellbereich. Dies ist wichtig für das Immunsystem, denn die Immunzellen arbeiten nur in einem basischen Milieu richtig gut. Auch beim Suppenfasten ist es wichtig, morgens den Darm zu reinigen und viel zu trinken, damit die Nieren gut gespült werden. Durch die sämigen Suppen und Smoothies haben Sie auch kein Hungergefühl und das tut nicht nur dem Magen, sondern auch der Psyche gut! Ideal für das Immunsystem ist eine ganze Fastenwoche. Dafür sollten Sie 2 Entlastungstage, 5 Fastentage und 2 Aufbautage einplanen. Wie so eine Suppenwoche nach Ralf Moll funktioniert, lesen Sie in unserem Programm, Woche 5 (Seite 119).

Intervallfasten – perfekt für den Alltag

Da die Fasteneffekte so fantastisch für unsere Gesundheit und für unser Immunsystem sind, wäre es schade, sie nur 1–2 Mal im Jahr zu nutzen. Durch das sogenannte Intervallfasten kann man kürzere Fastenzeiten perfekt in den Alltag integrieren. Die Fastenintervalle sind dann zwar kürzer, aber dafür finden sie öfter statt! Sie trainieren so Ihren Stoffwechsel in idealer Art und Weise. Das Umschalten von der Energiebereitstellung von außen (Alltag) in die Energiebereitstellung von innen (Fasten, Fettstoffwechsel), geht dann mit der Zeit immer schneller. Die oben aufgeführten Effekte werden jeweils kurz angeregt und üben ihre tollen Wirkungen in unserem Körper aus. Wer immer Probleme mit zu viel Gewicht hat, kann über das Intervallfasten dauerhaft Gewicht verlieren. Viele Erfahrungsberichte zeigen, dass es einfacher ist, so am Ball zu bleiben. Die Ergebnisse lassen nicht lange auf sich warten, das motiviert zusätzlich. Sie können zwischen stundenweisem oder tageweisem Fasten wählen.

16:8-Intervall: die nächtliche Fastenzeit verlängern

Beim 16:8-Intervallfasten essen Sie in einem Zeitfenster von 8 Stunden und in den übrigen 16 Stunden, nachts inbegriffen, essen Sie nichts. Praktisch kann das so aussehen: Sie sind um 20 Uhr fertig mit dem Abendessen. Es folgt die Nachtruhe, in der ja ohnehin immer gefastet wird. Diese Zeit verlängern Sie nun bis um 12 Uhr mittags. Sie lassen das Frühstück ausfallen. Aber keine Sorge, Sie können Kaffee trinken oder Tee. Jeweils ohne Zucker und bitte auch ohne Milch. Tierisches Eiweiß unterbricht den Prozess der Autophagie nämlich. Wenn es gar nicht anders geht, geben Sie einen kleinen Schluck Pflanzenmilch in Ihren Kaffee. Essen Sie dann zwischen 12 und 20 Uhr 2–3 Mahlzeiten, wie es Ihnen schmeckt. Am besten aber natürlich gesunde, vitamin- und mineralstoffreiche Kost. So haben Sie 16 Stunden gefastet! Zur Umstellung können Sie auch erst ein Intervall von 12 zu 12 Stunden wählen. So können Sie zum Beispiel um 7 Uhr frühstücken und bis um 19 Uhr zu Abend essen, nicht ständig, sondern am besten aufgeteilt in drei Mahlzeiten. So fällt die Eingewöhnung leichter. Praktizieren Sie das Intervallfasten so regelmäßig wie möglich, damit sich ein Rhythmus einstellt.

Das individuell optimale Fastenintervall sollte jeder selbst für sich herausfinden. Denn nicht jeder kommt mit der langen Fastenphase von 16 Stunden zurecht. Ein wichtiges Signal: Wenn Sie schlechte Laune haben und das Fasten als Qual empfinden, ist es kontraproduktiv. Dann sind Sie hormonell blockiert, Cortisol übernimmt die Führung und schmälert den tollen Effekt des Fastens. Wählen Sie das Intervall so, dass Sie damit gut zurechtkommen. Das kann 16:8, 14:10 oder eben 12:12 sein.

1–2 Fastentage die Woche: einfacher geht's kaum

Oder Sie essen an 5 Tagen normal und fasten an 2 Tagen. Diese Tage können hintereinander liegen, müssen sie aber nicht. Es geht auch Montag und Donnerstag zum Beispiel. Oder Sie beginnen erst einmal mit einem Fastentag und essen an 6 Tagen normal. Wählen Sie am besten immer den gleichen Wochentag, damit sich eine gewisse Konditionierung einstellt. An den Fastentagen halten Sie sich an das Suppenfasten nach Moll. Auch beim Intervallfasten mit Suppen ist Kaffee erlaubt und die Einläufe fallen auch weg. So lässt es sich ohne großen Aufwand in den Alltag integrieren. Denn an den Esstagen brauchen Sie nichts weiter zu beachten. Tragen Sie sich die Intervall-Fastentage am besten in den Kalender ein und bereiten Sie sich schon am Abend davor mental auf diesen Tag vor. Am besten planen Sie auch Bewegung oder etwas für die Seele (z.B. Sauna oder Massage) mit ein. So können Sie auch im Verzicht genießen, was mit den leckeren Suppen sowieso gegeben ist. Beim Intervallfasten gilt die Devise: je öfter, umso besser!

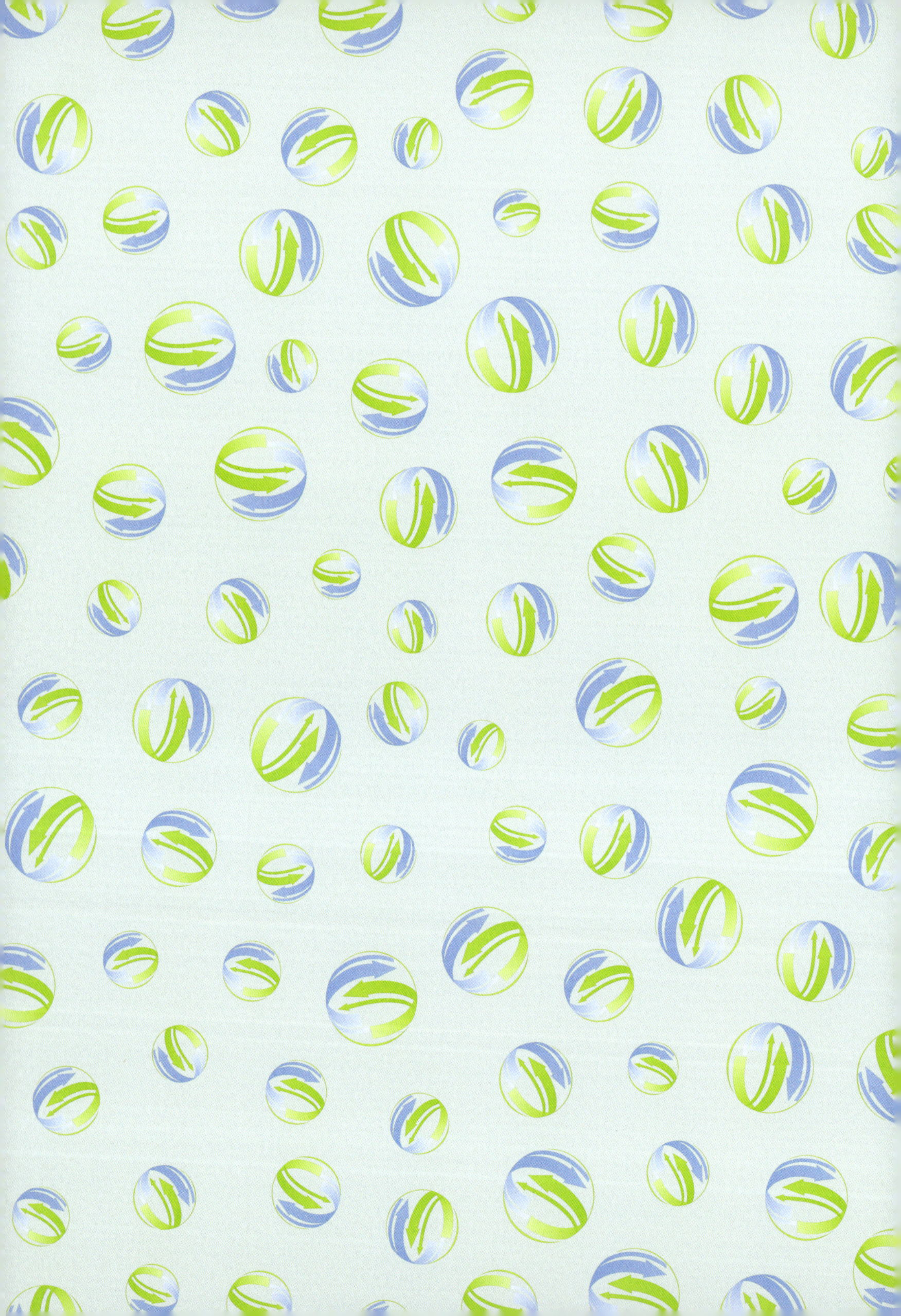

Das 5-Wochen-Programm

Wie kann man die vielen Immun-Tipps nun praktisch umsetzen? Hier unser Plan: Jede Woche steht unter einem anderen Motto: Ernährung, Bewegung, Stressabbau, Schlaf und Fasten.

Woche 1: besser essen – Immunpower

Wir starten unser 5-Wochen-Programm mit dem Thema »besser essen«. Wir helfen Ihnen, mit ganz einfachen Maßnahmen Ihre Ernährung auf immunfreundlich umzustellen.

Gesünder Einkaufen

Wo beginnt gesunde Ernährung? Natürlich: beim Einkaufen. Dabei kommt es nicht nur darauf an, was wir einkaufen, sondern auch wie wir einkaufen. In einem durchschnittlichen Supermarkt werden um die 25.000 verschiedene Produkte angeboten. Große Verbrauchermärkte führen sogar bis zu 40.000 Artikel. Mal ehrlich: Wie viele davon brauchen wir wirklich? Sie kennen die Antwort schon: nur einen Bruchteil. Die Abteilung mit den Fix-für-Produkten oder die mit den Limonaden und gesüßten Getränken können wir getrost links liegen lassen. Dafür gehen wir lieber zur Gemüseabteilung und zum Mineralwasser. Das Überangebot verleitet uns auch häufig dazu, Dinge in den Einkaufswagen zu legen, die wir eigentlich gar nicht kaufen wollten. Deshalb lauten zwei Basisregeln: niemals mit leerem Magen und immer mit Einkaufszettel losgehen! Wie schon erwähnt, empfehlen wir, so viel wie möglich in guter Bio-Qualität zu besorgen. Fleisch und Fisch auf jeden Fall, aber auch Gemüse, Salate, Kräuter und Früchte sollten aus kontrolliertem Bio-Anbau stammen. Ob man lieber in den Hofladen, auf den Wochenmarkt oder in einen speziellen Bio-Supermarkt geht, bleibt jedem selbst überlassen. Auch herkömmliche Supermärkte und Discounter erweitern ihr Bio-Sortiment übrigens immer mehr. Dort immer auf die echten Biosiegel (wie Demeter oder Bioland) achten. Das einfache EU-Siegel steht nur für einen Minimalstandard. Und noch etwas: Auch im Bio-Supermarkt begegnen uns viele überflüssige Produkte. Die Bio-Industrie hat nämlich die Fertigkost und die Fleischersatzprodukte entdeckt. Die Sortimente an solchen hochverarbeiteten Artikeln wachsen ständig. Über eine Bio-Fertigpizza oder ein veganes Biogulasch aus der Dose freut sich unser Immunsystem auch nicht mehr als über ein konventionelles! Aus frischen Zutaten selbst kochen ist die beste Voraussetzung fürs Immunglück.

Weniger Zucker essen, versteckte Zuckerfallen finden

Mit Zucker meinen wir das gesamte Spektrum süßender Zutaten. Von normalem Kristallzucker bis zum besonders leberschädlichen Glukose-Fruktose-Sirup. Zucker macht nicht nur dick, sondern schädigt auch die Zähne und schwächt das Immunsystem. Zahlen gefällig? Rein rechnerisch reicht 1 Stück Würfelzucker pro Tag zusätzlich, um innerhalb von 30 Jahren fast 20 Kilogramm zuzunehmen. Grund genug, vom süßen Laster zu lassen. Doch es gibt noch mehr gute Gründe: Ständiges Zuckeressen führt zu einem ständig erhöhten Blutzuckerspiegel. Dieser wiederum verursacht die sogenannte Glycierung, bei der sich Verbindungen aus Zucker und Eiweiß bilden. Diese Strukturen können dann im Gewebe (in der Haut, in den Blutgefäßen oder im Herzen) zerreißen wie alte Gummibänder, die irgendwann mürbe werden. Aus den Zucker-Eiweiß-Verbindungen entstehen durch weitere Reaktionen AGE (Advanced Glycation End Products). Der AGE-Wert im Blut zeigt das biologische Alter einer Person an. Je höher, desto mehr nagt der Zahn der Zeit am Körper. Doch es geht nicht nur um das Altern, AGEs setzen die Zellen unter Dauerstress und führen zu Entzündungsreaktionen. Sie wirken im Körper als starkes Prooxidans. Wir haben gelernt, dass Antioxidantien aus der Nahrung die Zellen schützen und das Immunsystem stärken. Bei Prooxidanzien ist der Effekt umgekehrt, sie lösen Zerstörung und Schwächung aus. Oxidation entspricht in etwa dem Rosten von Metall. Und wer von uns will schon rosten?

Immun-Tipp: die gute alte Gemüsekiste

Mit einem Gemüseabo vom Biobauern landen Sie immunmäßig einen echten Volltreffer. Die Kiste enthält nicht nur genau das an Lebensmitteln, was unsere Abwehrkräfte stärkt. Nämlich saisonales, regionales, ausgereiftes und hochwertiges Grünzeug und Früchte. Sondern es erspart uns auch, häufig einkaufen zu müssen, was in Zeiten von Corona ohnehin viel an Attraktivität eingebüßt hat. Denn die gesunde Fracht wird ja direkt vor die Haustür geliefert. Besser geht's nicht!

Konnten wir Sie überzeugen? Dann wollen wir Ihnen nun mit ein paar Tricks helfen, vom Süßen wegzukommen. Ziemlich einfach, aber besonders wichtig ist, auf süße Getränke in jeder Form zu verzichten. In flüssiger Form gelangt Zucker sehr unauffällig, schnell und massenhaft in den Körper. Vor allem Softdrinks, aber auch Fruchtsäfte enthalten dabei noch besonders hohe Anteile an Fruktose, sie wandert direkt in die Leber und ist Ursache für die aktuell so gehäuft auftretende nicht-alkoholische Fettleber. Auch Zucker im Kaffee, im Tee und in Fruchtsäften gehen auf das Zuckerkonto. Denken Sie daran: Nicht mehr als 25 g pro Tag ist das Ziel! Wenn Sie auf das Naschen nicht verzichten können, naschen Sie bewusst. Einmal täglich, am besten direkt nach einer der Hauptmahlzeiten. Entscheiden Sie sich für Ihre persönliche Lieblingssüßigkeit, teilen Sie sich eine Ration zu und genießen Sie sie.

Leider enthalten nicht nur die Lebensmittel viel Zucker, von denen wir es vermuten, sondern auch viele andere. Zuckrige Zutaten runden nicht nur den Geschmack von vielen Produkten ab, sie werden auch als billiger Füllstoff für mehr Volumen eingesetzt. Unverschämt viel Zucker enthalten zum Beispiel Ketchup, Grillsoßen, Gewürzgurken, Frühstückscerealien, Kaffeegetränke oder Obstkonserven. Um sie zu meiden, hilft nur der genaue Blick auf die Zutatenliste und selbst kochen!

Mehr Ballaststoffe auf den Teller

Im Kapitel Ernährung haben wir beschrieben, wie Präbiotika den befreundeten Darmbakterien als Futter dienen und das Darm-Immunsystem auf Vordermann bringen. Präbiotika sind lösliche Ballaststoffe. Doch auch die unlöslichen wirken sich auf den gesamten Verdauungstrakt positiv aus. Das beginnt schon im Mund: Wir müssen besser kauen, das führt zu mehr Speichelbildung und puffert die in der Nahrung enthaltenen Säuren. Im Magen binden Ballaststoffe Flüssigkeit, was zur Dehnung der Magenwand und schnellerer Sättigung führt. Im Darm vergrößern Ballaststoffe das Stuhlvolumen, binden Gifte und Gallensäuren (was indirekt den Cholesterinspiegel senkt). Kohlenhydrate werden durch Ballaststoffe schwerer verdaulich, was den Blutzuckerspiegelanstieg verlangsamt. Im Dickdarm schließlich tragen sie zur Bekämpfung von Keimen bei, bilden antimikrobielle Stoffe und halten die Darmschleimhaut intakt. Wow – was für ein Segen. Und wie kommen wir nun an diese Wunderstoffe?

Die besten Quellen für Präbiotika:

- Galacto-Oligosaccharide aus Hülsenfrüchten wie Bohnen und Linsen sowie Nüssen
- Fructo-Oligosaccharide (Inulin und Oligofruktose) aus Topinambur, Schwarzwurzeln, Spargel, Lauch, Artischocken,

Chicorée, Kohl, Knoblauch, Zwiebeln und Löwenzahn sowie Hafer
- Schleimstoffe aus Leinsamen, Flohsamen und Chiasamen
- Zellulose in den Randschichten von Getreide (daher Vollkorn bevorzugen)
- Betaglukane aus Hafer und Gerste
- Pektin aus Beeren, Äpfeln, Birnen, Quitten und Möhren
- Resistente Stärke aus gekochten, abgekühlten Kartoffeln, Nudeln und Reis

Resistente Stärke, einen ganz besonderen Ballaststoff, können Sie in der eigenen Küche produzieren. Sie entsteht in gekochten Kartoffeln, Reis und Nudeln beim Erkalten. Diese Art der Ballaststoffe ist sehr gut verträglich. Ideal also: Reste von Kartoffeln, Reis oder Nudeln am nächsten Tag zu Salaten oder anderen Gerichten verarbeiten. Auch, wenn Sie aus einer kalten Pellkartoffel am nächsten Tag Bratkartoffeln machen, bleibt Ihnen die resistente Stärke erhalten.

Wichtig beim Ballaststoffaufbau der Nahrung: Steigern Sie die Zufuhr langsam, um das Verdauungssystem daran zu gewöhnen. Ideal wären etwa 30 g Ballaststoffe täglich, bei guter Verträglichkeit sogar mehr. Greifen Sie öfter mal zur Vollkornvariante bei Brot, verzehren Sie zweimal wöchentlich eine Mahlzeit mit Hülsenfrüchten. Verwenden Sie erkaltete Reste von Beilagen für resistente Stärke und halten Sie sich ansonsten an die Regel, 5-mal täglich Gemüse und Obst zu essen.

Zuckerfallen: Lügendetektor spielen

Um den tatsächlichen Zuckergehalt von Produkten zu verschleiern, hat die Lebensmittelindustrie viele wohlklingende Labels erfunden. Wir lösen irreführende Bezeichnungen auf und sagen, was sich dahinter verbirgt:

- »Zuckerfrei« darf bis zu 0,5 % Zucker enthalten.
- »Zuckerarm« darf bis zu 5 % Zucker enthalten.
- »Ohne Zuckerzusatz« enthält keinen zusätzlichen Zucker, kann aber von Natur aus sehr süß sein (wie etwa Smoothies) oder Süßstoffe enthalten.
- »Ohne Kristallzucker« heißt, Zucker kann in jeder anderen Form enthalten sein, dieser Hinweis bedeutet also überhaupt nichts für den Gesamtzuckergehalt.
- »Trauben-Fruchtsüße« klingt gesünder als Zucker, enthält aber mehr leberschädigende Fruktose.

Säure-Basen-Haushalt verbessern

Nun wollen wir Sie ermuntern, etwas für Ihr Säure-Basen-Gleichgewicht zu tun. Wir können jetzt schon versprechen:

Das wird ein Kinderspiel, wenn Sie sich bis jetzt an unsere Empfehlungen gehalten haben. Denn viel abwechslungsreiche Pflanzenkost, wenig Zucker, dafür viele Ballaststoffe in frisch zubereiteter, selbst gekochter Nahrung ist bereits die beste Grundlage für eine basenreiche Ernährung. Wenn Sie jetzt noch die Zufuhr von Käse, Wurst und Fleisch einschränken, sind die sauren Zeiten vorbei.

Wie wir im Ernährungskapitel schon erklärt haben, lohnt es sich doppelt fürs Immunsystem, das Säure-Basen-Gleichgewicht in Balance zu bringen. Denn ein basisches Milieu stärkt das Immunsystem unmittelbar. Darüber hinaus spielt es gerade im Zusammenhang mit dem Corona-Virus eine entscheidende Rolle. Darauf deuten neue Erkenntnisse hin. Ist das Umfeld im Bindegewebe sauer, kann der Virus leicht in die Zelle eindringen. Im basischen Milieu gelingt es ihm hingegen scheinbar deutlich schlechter, die Zelle zu entern. Das basische Umfeld ist für den Virus regelrecht lebensfeindlich. Deshalb ist basische Ernährung im Alltag ein direkter Virenschutz (die folgende Einteilung hilft Ihnen dabei). Zur Vorbeugung gegen Infekte in bestimmten Phasen kann man den Effekt noch gezielt mit Basenpräparaten verbessern. Zum Beispiel mit dem Ralf Moll Basen-Komplex in Kapselform (über www.fasten-shop.de).

Säure-Basen-Einteilung nach Moll und Börner

Basenbildende Lebensmittel = davon gern viel

- Kartoffeln und Kartoffelgerichte (Pellkartoffeln, Suppe, Püree, Bratkartoffeln oder Kartoffelsalat)
- Gemüse (Wurzel-, Blatt- und Fruchtgemüse), frisch gepresste Gemüsesäfte
- Salate (Blattsalate, Kopfsalate)
- Frischkräuter und Gewürze
- Nüsse, Samen, Hülsenfrüchte
- Obst im reifen Zustand, frisch gepresste Obstsäfte, Trockenfrüchte (ungeschwefelt)
- vollwertiges Getreide (immer gegart verzehren), Vollkornnudeln, Naturreis
- gutes Brot (am besten weizenfrei, z. B. Dinkel- oder Roggensauerteigbrot)

So könnte Ihr idealer Ballaststoff-Tag aussehen

- **Frühstück:** Porridge mit Hafer, Beeren und Nüssen = 12 g Ballaststoffe
- **Mittags:** Salat mit Möhre und Lauchzwiebel, dazu ein Kleiebrötchen = 13 g Ballaststoffe
- **Abends:** Gemüsesuppe mit Erbsen und Champignons = 10 g Ballaststoffe
- **Tagesbilanz:** 35 g Ballaststoffe

Hilfe für den Alltag: die 70/30-Regel

Klar, dass es im Alltag nicht immer ohne kleine Ausrutscher geht. Das ist nicht schlimm, so lange der größte Teil Ihrer Nahrung aus basenbildenden Lebensmitteln besteht. Dafür gibt es die 70/30-Regel. Das bedeutet: 70 % des Essens sollten basisch sein, 30 % dürfen säurebildend sein. In Mahlzeiten würde das etwa bedeuten: eine große Portion Gemüse-Reis-Pfanne mit einem kleinen Fischfilet. Oder ein großer, bunter Salat mit etwas Käse. Sogar Naschen ist erlaubt, einmal täglich und in Maßen.

- Sojaprodukte ohne Zusatzstoffe (Tofu, Sojajoghurt, Sojadrink)
- pflanzliche Drinks aus Hafer, Mandeln, Reis etc. (ungesüßt und ohne Zusatzstoffe)

Neutrale Lebensmittel = zur Ergänzung in Maßen

- Butter, Sahne, saure Sahne, Buttermilch (am besten aus Weidemilch)
- native Pflanzenöle wie Lein-, Walnuss-, Oliven- oder Kokosöl
- Wasser (ohne Kohlensäure)
- säurearmer Kaffee

Säurebildende Lebensmittel = weglassen oder reduzieren

- Fleisch jeglicher Art, Wurstwaren, Fisch, Meeresfrüchte
- Eier
- Milch und Milchprodukte (Quark, Käse, Joghurt)
- Fertigprodukte (Konserven, Tiefkühl-Gerichte, Trockenfertiggerichte mit Würzmischungen)
- raffinierte Fette (hoch erhitzte Speiseöle, Margarine)
- Zucker und stark gesüßte Produkte (Süßigkeiten, Backwaren, Limonaden, Colagetränke)
- süßstoffhaltige Lebensmittel und Getränke, Light-Produkte
- Weißmehlprodukte (Weißbrot, Brötchen, weißer Reis, helle Nudeln)
- Fastfood (Burger, Pommes, Currywurst, Döner etc.)
- säurehaltiger Kaffee, schwarzer Tee, alkoholhaltige Getränke

Woche 2: »... und Action!«

Der Mensch ist für Bewegung geschaffen. Er musste sich in früheren Zeiten anstrengen, um an Nahrung zu gelangen, sich fortzupflanzen oder einem Verfolger zu entkommen.

Heute ist nur sehr wenig körperliche Anstrengung nötig, um den Alltag zu bewältigen. »Sitzen ist das neue Rauchen« oder »Wer länger sitzt, ist früher tot« – ähnliche Schlagzeilen liest man zurzeit häufiger. Gemeint ist, viel Sitzen ist so schädlich wie Rauchen. Und da ist durchaus etwas dran! Eine aktuelle Befragung zeigt, dass die Deutschen im Schnitt 7,5 Stunden täglich sitzen. Wer einer Schreibtischtätigkeit nachgeht, kommt leicht auf mehr, denn der Feierabend geht sitzend weiter.

Bevor wir Ihnen nun konkrete Bewegungstipps geben, wollen wir noch einmal in Erinnerung rufen, warum sich Sport und Bewegung lohnen. Dabei zählt übrigens jede noch so geringe Alltagsaktivität mit. Wer jede Gelegenheit nutzt, aufzustehen, die Treppe zu nehmen, Gänge zu Fuß zu erledigen und sich jede Stunde etwas bewegt, kann bis zu 200 kcal täglich mehr verbrennen. Gute Gründe sind also:

- Bewegung ist notwendig, Stresshormone abzubauen, die sonst immunschwächend wirken.
- Bewegung macht mehr Muskeln, und die verbrennen Fett, aktivieren den Kreislauf und die Lymphe.
- Bewegung stimuliert die Bildung neuer Immunzellen.
- Bewegung wirkt antientzündlich, denn sie verringert das krankmachende Bauchfett in der Körpermitte.
- Bewegung senkt nachweislich Entzündungsmarker im Blut (CRP-Wert) und verbessert so die Abwehrkräfte.

Mehr bewegen, Ausdauer stärken

Egal, was Sie an Sport machen, es ist besser als nichts. Das Ziel sind 180 Minuten Ausdauersport pro Woche, die Sie sich einteilen dürfen, wie Sie möchten. Ob Sie lieber dreimal eine Stunde oder 6 mal 30 Minuten trainieren möchten, bleibt Ihren Vorlieben und Ihrem Fitness-Zustand überlassen. Zusätzlich zwei Einheiten Krafttraining zum Erhalt oder besser noch zum Aufbau der Muskulatur sind empfehlenswert. Wenn Sie schon sehr aktiv sind, bleiben Sie dabei, aber achten Sie auf einen guten Mix. Immer nur der gleiche Sport wird langweilig und kann zu einseitiger Belastung der Muskulatur führen. Wer ausschließlich Krafttraining macht, vernachlässigt das Herz-Kreislauf-Training und vielleicht die Dehnung der Muskulatur. Abwechslung ist nicht nur gut fürs Durchhalten. Auch das Immunsystem profitiert von wechselnden Sportarten. Wenn Sie wenig trainiert sind und bisher kaum etwas getan haben, werden Sie das gewünschte Pensum nicht gleich erreichen. Beginnen Sie schrittweise und setzen Sie sich realistische Ziele. Das gilt natürlich auch für körperliche Beschränkungen aufgrund von Verletzungen und degenerativen Erkrankungen. Das Training sollte immer an die individuellen Voraussetzungen angepasst werden. Wir zeigen Ihnen die wichtigsten Ausdauersportarten im Überblick. Suchen Sie die passende für sich aus.

Muskelaufbau mit dem Theraband

Es gibt viele Möglichkeiten, Muskeln aufzubauen und zu stärken. Ins Fitness-Studio zu gehen, ist sicher eine gute Lösung, doch für viele zu aufwändig. Es gibt allerdings ein geniales, kleines Hilfsmittel, mit dem wir den ganzen Körper einfach zu Hause trainieren können: das Theraband. Dabei handelt es sich um ein offenes Latexband von ca. 3 m Länge. Übrigens: Die Bandstärke erkennen Sie an der Farbe. Je dunkler, desto mehr Kraft müssen Sie aufwenden, um das Band zu dehnen. Je heller, desto leichter geht es. Therabänder sind im Sportfachhandel erhältlich und kosten um die 10 €. Sie können damit tatsächlich den ganzen Körper trainieren.

Wir haben für Sie fünf Übungen für ein kleines Workout (Seite 103) ausgewählt. Übrigens: Das Band immer so greifen, dass man sich nicht die Hand abschnürt, also am besten zwischen Daumen und Fingern halten, nicht mehrmals um die Hand wickeln. Und ganz wichtig: während der gesamten Übung die Spannung halten. Die Muskeln arbeiten auch bei der Rückbewegung! Bei den Übungen auf gleichmäßige Atmung achten und den gesamten Körper anspannen. Insbesondere die Po- und Bauchmuskulatur. So profitieren Sie besonders von diesem Workout.

Ausdauersportarten nach Belastungsgrad

Sportart	Gelenkbelastung	technischer Anspruch	Trainingseffekt	zu beachten
Spaziergang, zügig	niedrig	gering	niedrig	besserer Effekt bei bergigem Gelände
Walken	sehr niedrig (Die Stöcke verringern das Gewicht auf die Beine um je 5 kg.)	mittel	niedrig bis gut	Zum Erlernen der richtigen Technik empfiehlt sich eine Einführung.
Joggen	hoch	mittel	gut bis sehr gut	Viele Hobbyläufer sind viel zu schnell. Faustregel: Man sollte sich beim Training noch unterhalten können.
Radfahren, gemütlich	niedrig	mittel	Gut, achten Sie auf abwechslungsreiches Gelände mit Steigungen.	Sturzgefahr gegeben, Schutzausrüstung beachten
Biken, sportlich	möglicherweise für die Halswirbelsäule hoch	hoch (Wer schnell fährt, muss das Rad optimal beherrschen.)	sehr gut	Sturzgefahr gegeben, Ausrüstung teuer, Schutzausrüstung ist erforderlich.
Schwimmen	sehr niedrig	hoch	Sehr gut (das Wasser verstärkt den Effekt), Koordination ist erforderlich, Muskeln werden mittrainiert.	Brustschwimmen kann die Halswirbel belasten, evtl. richtige Kraultechnik erlernen.
Rudern	niedrig	mittel	Gut, der ganze Körper wird einbezogen.	Ausrüstung erforderlich, nicht immer praktizierbar

Sportart	Gelenkbelastung	technischer Anspruch	Trainingseffekt	zu beachten
Inline-Skaten	mittel (Die Rollen federn den Druck ab.)	hoch	Gut, Gleichgewicht und Muskulatur werden mittrainiert.	Sturzgefahr, Schutzausrüstung erforderlich
Skilanglauf	niedrig	Hoch, die Technik muss erlernt werden.	Sehr gut, Muskeln, Koordination und Gleichgewicht werden mittrainiert.	viel Ausrüstung erforderlich, Loipe und Schnee sind Voraussetzung

Das kleine Theraband-Workout

Bizeps-Lift: Mit beiden Füßen mittig auf das Band stellen. Enden mit beiden Händen greifen. Arminnenseite liegt am Körper an. Unterarme gerade nach vorne hochbewegen und wieder zurück. Oberarme liegen weiterhin am Körper an. Wenn die Übung zu leicht fällt, Band straffer greifen, sodass ständige Spannung aufrechterhalten werden kann.
15 Wiederholungen

Trizeps-Lift: Auf dem Band stehen bleiben, nun die Enden über Rücken und Schultern nach vorn führen und die Arme oberhalb der Schulter in die Streckung bringen. Ellbogen bleiben oben. Dabei den Bauch anspannen, gerade halten, Hohlkreuz vermeiden. 10 Wiederholungen

Arm-Lift unter Spannung: Theraband in beide Hände nehmen, etwa schulterbreit fassen. Arme nach vorne strecken, Spannung aufbauen, indem man die Arme gegen den Widerstand des Bandes zur Seite drückt. In der Seitspannung Arme senkrecht anheben bis zum höchsten Punkt, unter Beibehaltung der Spannung wieder absenken. 10 Wiederholungen

Oberschenkel-Power: Auf die vordere Kante eines Stuhls setzen, das Theraband oberhalb der Knie um die Beine wickeln. Mit den Händen auf dem Stuhl abstützen. Jetzt die Beine gegen den Widerstand des Bandes auseinanderdrücken und wieder zusammenführen, dabei permanent die Spannung aufrecht halten. 15 Wiederholungen

Seitliches Beinheben: Hüftbreit aufstellen, das Band um die Unterschenkel schlingen und mit einem Fuß fixieren. Den anderen Fuß nun gegen den Widerstand des Bandes zur Seite heben und zurückführen. Dabei die Spannung halten, Fuß nicht absetzen. Dann die Seite wechseln. Oberkörper gerade halten. 15 Wiederholungen

Wiederholen Sie das gesamte Set je nach Trainingsziel und Vermögen bis zu 3-mal.

Balance und »tiefe Muskulatur« trainieren

Ebenso wichtig wie Ausdauer und Muskeltraining ist das Üben der Balance. Je älter man wird, desto sinnvoller wird es, da sich ältere Menschen ohnehin häufig unsicher auf den Beinen fühlen. Erstens wird der Gleichgewichtssinn und das Reaktionsvermögen für Ausgleichsbewegungen trainiert. Und zweitens: Nur, wenn wir auf wackeligen Beinen stehen, erreichen wir eine ganz besondere Muskelgruppe. Nämlich die tiefen Muskeln, die wir nicht bewusst ansteuern können. Sie balancieren uns ständig aus und sorgen dafür, dass wir nicht in Schieflage geraten. Und jedes Mal, wenn wir uns auf unsicheren Grund begeben, trainieren wir diesen wichtigen Teil der Muskulatur. Das geht ganz einfach, indem wir uns zum Beispiel auf ein Bein stellen und das andere anheben. Beginnen Sie mit einfachem Anheben, die Schwierigkeit steigern Sie durch Bewegen des angehobenen Beines. Noch schwieriger wird es mit geschlossenen Augen. Zusätzlich gibt es eine ganze Reihe von Hilfsmitteln, mit denen man arbeiten kann, etwa Wackelbretter, Balancestangen, Wackelkissen etc. Versuchen Sie täglich 10 Minuten für die Balance zu üben!

Geschmeidig und beweglich bleiben

Letzter Part und überhaupt nicht unwichtig, wenn es darum geht, durch Bewegung die Immunkräfte zu stabilisieren, ist die Beweglichkeit. Und die erreichen wir durch dehnende Übungen. Grundsätzlich sollte man niemals kalte Muskulatur dehnen, aber dazu genügt etwas Aufwärmtraining. Nach dem Sport profitieren die Muskeln besonders vom Stretching. Wer mag, kann aber auch 2–3-mal pro Woche eine reine Dehnungseinheit einplanen. Das ist besonders dann sinnvoll, wenn die Muskulatur und die Faszien bereits durch Dysbalancen oder Störungen verkürzt und verhärtet sind. Beim Beweglichkeitstraining wird der gesamte Körper sanft gedehnt. Sorgen Sie für eine warme, entspannte Umgebung, legen Sie sich auf eine Matte, tragen Sie bequeme Kleidung. Wichtig beim Dehnen: Niemals Gewalt anwenden, langsam und kontrolliert in die Dehnung gehen, nicht rucken oder zerren. Die übrigen Muskeln sollten entspannt bleiben. Tiefes Atmen mit Betonung des Ausatmens hilft der Muskulatur, weiter loszulassen. Jede Dehnung sollte 15 Sekunden oder 5 Atemzüge dauern.

Yoga: die perfekte Mischung für alle Belange

Wenn es eine Sportart gibt, die alle Anforderungen in sich vereint, ist es Yoga.

Dynamische Übungen mit bewusstem Atmen trainieren die Ausdauer. Haltepositionen und Stützübungen lassen die Muskeln wachsen. Gleichgewichtsübungen wie »der Baum« sorgen für mehr Balance im Alltag und halten die tiefe Muskulatur fit. Dazu kommen viele Dehnungen, die den Bewegungsspielraum verbessern und bis ins hohe Alter für Elastizität sorgen. Verbunden mit einer entspannenden Atmosphäre, von der auch Psyche und Geist profitieren, hat Yoga einfach jedem etwas zu bieten. Darüber hinaus gibt es spezielle Figuren und Techniken, die gezielt aufs Immunsystem wirken. Wir stellen Ihnen ein paar besonders geeignete Übungen vor. Ihnen gemein ist außerdem, dass sie beruhigend und ausgleichend auf das Nervensystem wirken und Stress abbauen. Verweilen Sie in jeder Haltung nur so lange, wie es Ihnen angenehm ist. Bleiben Sie nicht länger als 10 Atemzüge in der Position, wenn Sie ungeübt sind. Geübte Yogis tun das bis zu 3 Minuten.

Die Vorbeuge im Sitzen

Mit ausgestreckten Beinen auf den Boden setzen. Die Zehen zum Schienbein ziehen. Beim Einatmen die Arme nach oben über den Kopf führen und beim Ausatmen den Oberkörper nach vorne über die Beine beugen (Seite 106). Den Rücken dabei gerade halten. Wenn die eigene Dehngrenze erreicht ist, die Arme nach vorne sinken lassen und die Hände bequem neben den Beinen auf dem Boden ablegen. Lange tiefe Atemzüge. Bleiben Sie so lange in dieser Haltung, wie es angenehm ist. Am Ende machen Sie den Rücken ganz rund, nehmen Sie das Kinn zur Brust und richten Sie sich einatmend Wirbel für Wirbel wieder auf.

Immunwirkung Diese Übung ist geeignet, wenn Sie merken, dass etwas im Anmarsch ist. Sie stärkt die Abwehrkräfte, vor allem die Lymphknoten in der Leiste werden aktiviert sowie die Milz. Durch die intensive Dehnung werden entzündungshemmende Botenstoffe ausgesendet.

Die Vorbeuge im Stehen

Mit weit gegrätschten Beinen stehen. Die Hände hinter dem Körper verschränken, die Arme lang machen. Nun ausatmend den Oberkörper ganz nach vorne beugen, die Arme mit nach oben nehmen, den Kopf entspannt hängen lassen. In dieser Haltung lange und tiefe Atemzüge. Einatmend aufrichten, ausatmend Hände lösen und nachspüren.

Immunwirkung Aktiviert die Lymphknoten der Achseln, lässt die Lymphe im Oberkörper und in den Armen fließen. Auch die Bauchorgane werden mit jedem Atemzug massiert.

Das Krokodil

Auf den Rücken legen, die Beine angewinkelt und hüftbreit aufstellen, sodass die

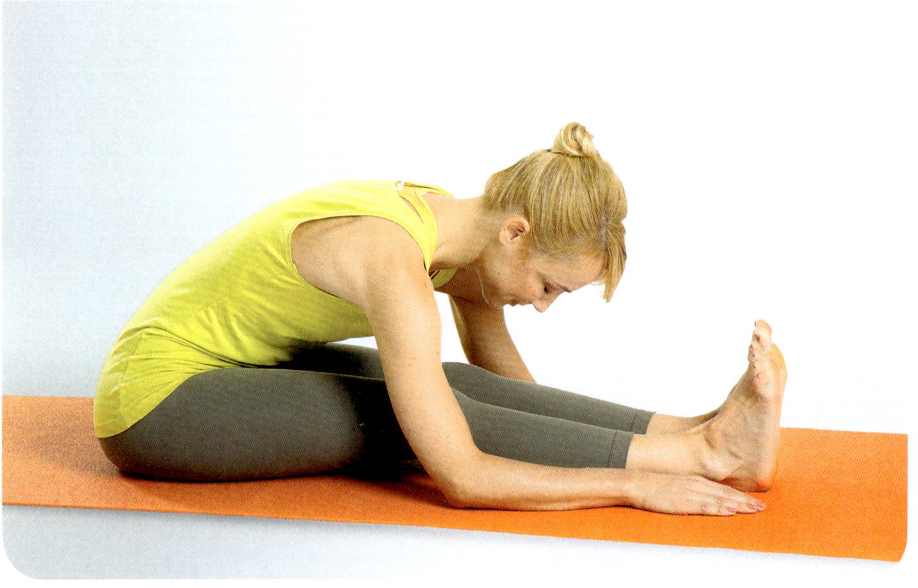

Die Vorbeuge im Sitzen aktiviert die Lymphknoten in der Leiste.

Fersen nahe dem Gesäß auf den Boden kommen. Legen Sie die Arme auf Schulterhöhe im 90-Grad-Winkel gestreckt nach außen, Handflächen nach unten. Oder Sie verschränken die Arme unter dem Kopf. Ausatmend die Knie nach links kippen lassen, den Kopf dabei nach rechts drehen. Lange und tiefe Atemzüge in dieser Position (siehe Seite 107). Achten Sie darauf, dass beide Schultern auf dem Boden liegen bleiben. Nehmen Sie dann einatmend zuerst den Kopf zurück zur Mitte, dann die Knie, kurz nachspüren und zur anderen Seite hin üben.

Immunwirkung Entfaltet die Regenerationskraft, die Wirbelsäule wird mobilisiert, das Nervensystem angeregt. Die Drehung des Rumpfes stimuliert die Bauchorgane und massiert den Darm.

Die Seitbeuge

Mit hüftbreit geöffneten Beinen hinstellen, die Arme seitlich über den Kopf nehmen und die Hände verschränken. Die Ellbogen, wenn möglich, durchdrücken. Nun ausatmend die Hüfte nach links schieben und den Oberkörper gleichzeitig nach rechts neigen. Achten Sie darauf, die linke Schulter eher nach hinten als nach vorne zu drehen. Verteilen Sie das Gewicht gleichmäßig auf beide Fußsohlen. Lange tiefe Atemzüge in dieser Position, kommen Sie mit dem nächsten Einatmen zurück und lassen Sie ausatmend die Arme wieder sinken. Spüren Sie kurz nach. Nun zur anderen Seite hin üben.

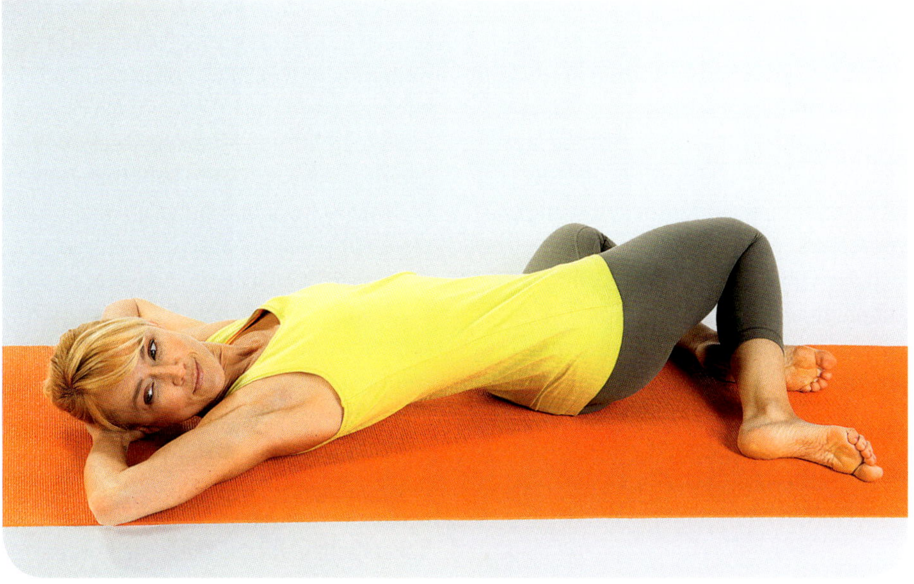

Das Krokodil entfaltet die Regenerationskraft des Körpers.

Immunwirkung Aktiviert die Lymphe im Bauchraum, der größten Ansammlung unserer Abwehrzellen, und stimuliert die Darmfunktionen durch die intensive Dehnung. Durch das Auseinanderziehen der Rippenbögen werden die Atmungsorgane gestärkt.

Bewegung an der frischen Luft ist doppelt gut

Wann immer Sie können, sollten Sie Ihr Training an die frische Luft verlagern. Dabei tanken Sie viel Sauerstoff und sorgen für eine bessere Durchblutung der Lunge, was wiederum zu einem Rückgang der Entzündungsmarker im Körper führt. Gleichzeitig bekommt der Körper die Gelegenheit zur Vitamin-D-Bildung. Sie erinnern sich: Sonne ist der wichtigste Faktor für ein gut gefülltes Vitamin-D-Depot! Eine aktuelle Covid-19-Studie der Northwestern University in Evanston ergab, dass ein zu niedriger Vitamin-D-Spiegel das Risiko für schwere Verläufe drastisch erhöht. Also pushen Sie Ihr Immunsystem mit viel Sauerstoff und Sonnenlicht!

Rausgehen ist vor allem im Winter wichtig, wenn drinnen trockene Heizungsluft ist. Ungünstiges Raumklima schwächt die Schleimhäute und fördert Infekte. Eine Studie zeigte, dass bei zu trockener Luft die Flimmerhärchen der oberen Atemwege in ihrer Beweglichkeit eingeschränkt sind und weniger Mikroben und andere Eindringlinge abfangen können. Außerdem scheinen sich Viren in trockener Luft besser verteilen zu können. Ideal sind 40–60% relative Luftfeuchtigkeit. Also: Regelmäßig lüften, eventuell Maßnahmen zur Luftbefeuchtung ergreifen und regelmäßig rausgehen und sich bewegen! Und natürlich, aber das gilt ja immer: reichlich Wasser trinken. 30 ml täglich pro kg Körpergewicht ist die Faustregel.

Wärme und Kälte: Freunde des Immunsystems

Ergänzende Therapien wie Sauna, Infrarotkabine, Wechselduschen oder Bürstenmassagen setzen zusätzliche Immunreize. Saunieren verbessert nachweislich die Funktion des Flimmerepithels. Schon bei Temperaturen von 55–60 Grad werden Viren inaktiviert. Also schließen Sie einen sportlichen Tag mit einem Saunabesuch ab. Das ist pures Training fürs Immunsystem! Auch Kältereize gelten als effektiv: Der kalte Knieguss nach Kneipp etwa regt die Durchblutung des Hals-Rachen-Raumes an. Dafür stellt man sich in die Dusche oder Wanne, am besten den Duschkopf abschrauben und nur den Schlauch benutzen (ideal ist ein »Kneippsches Gießrohr«, da es den Wasserdruck bricht). Unmittelbar, bevor das kalte Wasser auf die Haut trifft, ausatmen. Beginnen Sie am rechten Bein, von der Zehe bis zur Kniekehle führen, dreimal über die Kniekehle, dann an der Innenseite wieder nach unten. Dann am linken Bein genauso. Dann die Vorderseiten behandeln, wieder rechts beginnen und genauso verfahren. Zum Schluss die Fußsohlen behandeln. Füße nicht abtrocknen, nur zwischen den Zehen, bei Bedarf in warme Socken schlüpfen. Voraussetzung für die Behandlung: Die Füße sollten warm sein!

Nasendusche: Immunschutz für Stubenhocker

Wer sich notgedrungen häufig in überheizten Räumen aufhalten muss, kann sich vor Infekten schützen, indem er regelmäßige Nasenduschen anwendet. Dafür eine Nasenkanne mit lauwarmem, leicht gesalzenem Wasser befüllen (empfehlenswert ist zum Beispiel Emser Salz). Vornüber übers Waschbecken beugen und die Flüssigkeit durch die Nase laufen lassen, indem man sie in ein Nasenloch einfüllt, sodass sie zur anderen Seite wieder herausrinnt. Dann die Richtung wechseln. Das Nasenspülen entfernt Erreger, regt die Durchblutung in der Nase an und verbessert die Schleimhautfunktion. Übrigens auch bei Allergien!

Woche 3: ausatmen und relaxen

In dieser dritten Woche wollen wir Ihren Fokus auf die Entspannung lenken. Denn das Immunsystem arbeitet am besten, wenn Sie sich nicht unnötig stressen lassen.

Die permanente Ausschüttung von Stresshormonen blockiert und stört das Immunsystem. Es kann nicht mehr optimal funktionieren, wir werden anfällig für Infekte und Stoffwechselstörungen. Ist der Stress erst da, ist Bewegung ein probates Mittel, um ihn zu bekämpfen. Wie das geht, haben Sie in der Vorwoche erfahren. Nun geht es darum, Stress gar nicht erst entstehen zu lassen oder gelassener mit ihm umzugehen.

Positiv denken, Zuversicht und Glauben stärken

Dazu gehört es auch, sich immer wieder zu positivem, angstfreiem Denken und einer freundlichen Einstellung zu motivieren. Sie wissen es bereits: Hoffnung und Vertrauen stärken das Immunsystem. Angst und Stress schwächen es. Das ist durch Studien belegt. Gefühle und Erwartungen lösen messbare Veränderungen im Stoffwechsel aus. Die Corona-Pandemie hat bei vielen zu diffusen Ängsten geführt. Obwohl dieser Infekt sehr ernst zu nehmen ist, können wir besser mit ihm umgehen, wenn wir uns nicht nur von Angst leiten lassen. Ihre Formel sollte also folgendermaßen klingen: »Auch, wenn ich mit Menschen in Kontakt komme, bin ich gut geschützt. Ich tue alles dafür, mein Immunsystem gut zu pflegen. Deshalb wird mein Körper gute Abwehrarbeit leisten. Falls es doch zu einem Infekt kommt, werden die Folgen nur leicht ausfallen, denn mein Körper verfügt über alles, was nötig ist, um damit umzugehen. Ich bin gut zu mir und meinem Körper!« Diese positive Programmierung können Sie regelmäßig einsetzen. Es hilft durchaus, die Sätze laut aufzusagen, keine Angst, das ist nicht peinlich, im Gegenteil. Gefühle und gesprochene Worte haben eine Wirkung! Das bedeutet aber natürlich nicht, die empfohlenen Hygieneregeln wie Mund-Nasen-Schutz tragen, Abstand halten, regelmäßig lüften usw. zu vernachlässigen! Also Abstand halten, sich nicht länger als 15 Minuten von Angesicht zu Angesicht unterhalten und ausreichend lüften.

Entspannt in den Tag starten

Jetzt geht es darum, gar nicht erst Stress entstehen zu lassen. Deshalb heißt die Devise: Stehen Sie eher auf als Ihr Stress. Jeder kennt das – wenn man mit einer Verspätung in den Tag startet, hat man den ganzen Tag das Gefühl, nicht hinterher zu kommen. Hetze, die Dinge nicht so tun können, wie man gern möchte, Termine nur knapp einhalten.

All dies sind Faktoren, auf die Ihr Stress nur gewartet hat. Davon ernährt er sich geradezu. Entziehen Sie ihm die Grundlage, indem Sie sich vorbereiten. Vielleicht schon am Vorabend: Was habe ich morgen alles vor, wie organisiere ich das? Sagen Sie sich: »Das schaffe ich, ich freue mich auf diese Aufgaben.« Geben Sie sich ein wenig Vorlauf, um morgens in Ruhe in den Tag zu kommen. Vielleicht stehen Sie 10 Minuten früher auf. Planen Sie auf jeden Fall Zeit für eine kleine Atemübung ein. Absolvieren Sie sie im Garten, auf dem Balkon oder am offenen Fenster. Denn Sauerstoff ist Ihr erster Immun-Booster für den kommenden Tag. Er hilft, die Systeme hochzufahren, die Organe werden besser durchblutet, jede Zelle ist auf Start gepolt.

Die Atemübung am Morgen: So geht's

Stellen Sie sich locker hin, die Füße stehen etwa hüftbreit auseinander. Der Rumpf ist gestreckt und entspannt. Zuerst üben Sie die Bauchatmung. Legen Sie die Hände flach und ohne Druck auf den Bauch, die Fingerspitzen liegen etwa über dem Bauchnabel. Jetzt tief einatmen, dabei heben sich die Hände auf dem Bauch, hineinspüren, wie sich der Bauch ausdehnt und locker wird. Dann langsam wieder ausatmen. Die Ausatmung ist immer länger als die Einatmung. Dreimal wiederholen.

Nun konzentrieren Sie sich auf die Seiten. Legen Sie die Hände sanft auf die Rippen und achten Sie bei jedem tiefen Atemzug, wie sich der Brustkorb nach der Seite hin ausdehnt. Ebenfalls dreimal wiederholen.

Jetzt wird der Brustkorb gedehnt. Die Fingerspitzen liegen in der Kerbe über dem Schlüsselbein und die Aufmerksamkeit geht nun in das Öffnen des gesamten Brustkorbs. Wieder drei tiefe Atemzüge.

Zum Abschluss dreimal dynamisch die Atmung mit den Armen unterstützen: Beim Einatmen Arme nach oben heben, soviel Luft in die Lungen lassen, wie möglich. Dann beim Ausatmen die Arme locker nach unten schwingen. Diese Übung sollten Sie am besten morgens absolvieren, Sie können sie aber natürlich jederzeit praktizieren. Nutzen Sie mehrmals täglich kleine Pausen für Ihre Atemübung!

Entspannungsinseln im Alltag schaffen

Es nützt meist nichts, sich vorzunehmen: »Heute lasse ich mich nicht so stressen.« Es bleibt in der Regel bei einem frommen Wunsch. Der übliche Wahnsinn hat einen oft schneller eingeholt, als einem lieb ist.

Nehmen wir zum Beispiel den ersten Tag nach einem Urlaub. Unerledigtes hat sich aufgestaut, Neues ist hinzugekommen, Konferenzen sind anberaumt, Termine müssen eingehalten, hunderte von Mails gelesen werden. Wenn man nicht aufpasst, ist die gesamte, wunderbare Erholung aus dem Urlaub in wenigen Stunden wieder futsch. Gehen Sie gerüstet in die Schlacht! Eines ist klar: Sie können nicht alles an einem Tag abarbeiten. Sie werden es definitiv nicht schaffen! Na und? Davon geht die Welt nicht unter! Wetten?

Pausen einhalten

Gehen Sie strategisch vor, setzen Sie Prioritäten, bestimmen Sie die wichtigsten Aufgaben und listen Sie sie auf. Kommunizieren Sie mit Vorgesetzten und Kollegen: »Das und das werde ich in dieser Woche nicht schaffen, ich kümmere mich nächste Woche darum.« Und ganz wichtig: Machen Sie sich Vermerke in Ihren Terminkalender für 10-minütige Entspannungspausen, mindestens zweimal am Tag. Nutzen Sie diese Pausen für kleine Auszeiten, und wenn es nur wenige Minuten sind. Planen Sie Ihre Pausen genauso fest ein wie andere Termine. Dafür sind nur Sie selbst verantwortlich. Andere werden dafür sicher nicht sorgen. Arbeiten Sie nicht über die Mittagspause und ganz wichtig: Gehen Sie pünktlich! Morgen ist auch noch ein Tag. Ihrem Arbeitgeber nutzt es nichts, wenn Sie gleich nach dem Urlaub im Stress versinken. Denken Sie daran: Er schwächt das Immunsystem und macht Sie anfällig für Infekte, aber auch für chronische Erkrankungen.

Alltagsübung: achtsames Innehalten

Nutzen Sie einen Ihrer kleinen Breaks für eine Achtsamkeitsübung: Stellen Sie sich entspannt hin (beim Sitzen wird das Zwerchfell zusammengedrückt, die Atmung geht nicht so tief). Fühlen Sie in sich hinein: Sind meine Gedanken negativ oder positiv? Wie fühlt sich mein Körper an, bin ich verspannt oder locker?

Wo bin ich verspannt? Einfach nur beobachten, ohne zu bewerten. Das Erkennen wird Sie zu den Ursachen und Lösungen führen. Das In-sich-hinein-Horchen nimmt nur wenige Minuten in Anspruch, hilft aber dabei, aus starren Strukturen auszubrechen.

Akuten Stress entschärfen

Stress wird problematisch, wenn er chronisch ist und zu einer Dauerbelastung führt. Doch auch akuter Stress sollte nicht einfach übergangen werden. Wir helfen unserem Körper, besser damit umzugehen, indem wir ihn zügig abbauen. Warum? Die körperliche Reaktion auf Stress ist darauf ausgerichtet, zu fliehen, zu kämpfen, Schmerzen zunächst nicht wahrzunehmen, kurz: ohne Rücksicht auf Verluste Höchstleistung abzuliefern. Das war in vergangenen Zeiten extrem sinnvoll, denn es sicherte das Überleben. Bei Bedrohung werden die Nebennieren angeregt, Stresshormone wie Adrenalin und Noradrenalin auszuschütten. Das sorgt für sofortige Energie, der Blutdruck steigt, die Sinne sind geschärft, alle Muskeln sind gespannt. Eine halbe Stunde später wird Cortisol nachgeschoben. In heutigen Stresssituationen kommt es aber in den seltensten Fällen zu einer körperlichen Reaktion. Man bleibt wie angewurzelt stehen, sitzt im Auto oder wird anderweitig daran gehindert, sich abzureagieren.

Wohin also mit all den Stresshormonen? Von Cortisol weiß man, dass es bevorzugt im Bauchfett eingelagert wird, wo es Entzündungen, Übergewicht und chronische Krankheiten fördert. Also weg damit! Am besten geht das, wenn man sich direkt nach einer stressigen Situation ein paar Minuten kräftig bewegt. Wenn Sie können, gehen Sie ins Freie, mit strammem Schritt einmal um den Block. Oder wenigstens im Treppenhaus ein paarmal hoch und runter. Wenn Sie in einem Raum allein sein können, einfach hüpfen, in die Luft boxen, ein paarmal kräftig ausatmen. Danach den Körper von oben bis unten kräftig schütteln. Dafür leicht breitbeinig aufstellen, zunächst die Schultern einige Sekunden ausschütteln, dann Brust, Po, Beine, Waden, zum Schluss die Füße. Versuchen Sie danach durch Ihre Morgen-Atem-Übung (Seite 110) Puls und Blutdruck wieder zu normalisieren. Klingt albern? Nur keine Scham: Sie tun es für Ihren Körper, Sie tun es für Ihr Immunsystem!

Die Natur für Entspannung nutzen

Wenn Sie bisher ein Stubenhocker waren, wollen wir Ihnen das jetzt mal ein bisschen vermiesen. Dass es sich lohnt rauszugehen, haben wir ja schon beschrieben. Sauerstoff ist einer der immunrelevanten Gründe, ebenso wichtig ist die Bildung von Vitamin D, die fast ausschließlich mithilfe von Sonnenlicht erfolgt. Es gibt noch mehr Argumente für Spaziergänge, Wanderungen, Waldläufe, Radtouren, Strandspaziergänge …! Für das in letzter Zeit so trendige Waldbaden liegen inzwischen einige Studien vor, die positive Effekte beschreiben. Der Aufenthalt unter Bäumen wirkt etwa antidepressiv, kreislauf- und immunstärkend.

Eine aktuelle US-Studie zeigte jetzt sogar, dass ein Aufenthalt in der Natur das Stressniveau messbar senkt. Dabei wurde anhand von Speichelproben der Cortisolspiegel der Teilnehmer vor und nach dem Aufenthalt im Freien gemessen. Ergebnis: Das Stresshormon sinkt pro Stunde um gut 20 % (dabei wurden die natürlichen Schwankungen bereits mit einbezogen). Schon nach 20–30 Minuten zeigt sich ein deutlicher Effekt. Und dabei musste es nicht einmal der Wald sein. Ein städtischer Park oder auch nur ein Garten reichen schon aus. Und die Probanden mussten sich nicht einmal viel bewegen. Eine gemütliche Pause auf der Parkbank genügt. Fazit der Forscher: Raus ins Grüne, wann immer es möglich ist. Auch kleine Pausen sind effektiv.

Kombinieren Sie doch mal einen Ausflug ins Grüne mit einer gesunden Ernte. Pilze, Blaubeeren, Brombeeren oder Schlehen sammeln macht Spaß und ist gut fürs Immunsystem. Pilze zum Beispiel enthalten den Superstoff Spermidin, der die Autophagie (Selbstreinigungsprogramm der Zellen) auslösen kann. Beeren aus dem Wald sind reich an Antioxidanzien.

Woche 4: erholsamen Schlaf finden

Jeder dritte Deutsche leidet unter mangelhafter Schlafqualität. Die Gründe sind vielfältig. An erster Stelle steht Stress, egal ob beruflicher oder privater Natur.

Vor allem Frauen sind anfällig für Schlafstörungen. Die Folgen von chronischer Schlaflosigkeit sind gravierend: Sie reichen von Erschöpfung über Konzentrationsmangel, gesteigerte Unfallgefahr, Infektanfälligkeit, erhöhtes Risiko für Herz-Kreislauf-Erkrankungen bis hin zu Depressionen und Angsterkrankungen. Doch warum hat ein schlechter Schlaf so fatale Folgen? Ganz einfach: Weil wir nur im Schlaf wirklich regenerieren! Wie das funktioniert, haben wir Ihnen bereits im Kapitel »Schlaf ist die beste Medizin« (Seite 76) erläutert. Hier geht es darum, was wir tun können, um wieder zu erholsamem Schlaf zu finden. Lassen Sie sich überraschen, wie viele Möglichkeiten es gibt, selbst aktiv zu werden. Finden Sie den optimalen Mix für sich.

Atmosphäre schaffen

Das Schlafzimmer sollte ein gemütlicher, ruhiger Ort sein, den wir gern aufsuchen und der uns ein Gefühl von Sicherheit und Geborgenheit vermittelt. Was können wir dafür tun? Studien zeigen, dass die Beziehung, die wir zu unserem Schlafzimmer und zu unserem Bett haben, einen großen Einfluss auf die Schlafqualität hat. Wer seinen Ruheplatz von vornherein mit Begriffen wie Einschlafstörungen und Frustration verbindet, läuft Gefahr, sich die berühmte »self fulfilling prophecy« (selbst erfüllende Prophezeiung) zu kreieren: Die Annahme, zu scheitern, erfüllt sich dann von selbst. Unser Ziel: Verbinden Sie Ihr Schlafzimmer mit angenehmen, positiven Gefühlen. Folgende Tricks und Tipps helfen dabei:

Der Schlafzimmer-Check

- Dunkelheit ist wichtig für die Melatoninbildung. Sorgen Sie dafür, dass wirklich kein Licht durch die Fenster gelangt. Zum Beispiel durch dunkle Vorhänge und Innen- oder Außenjalousien.
- Überprüfen Sie die Bettposition. Nicht immer ist die offenkundig »richtige Position« Ihres Bettes auch die beste. Sofern Ihr Schlafzimmer es zulässt, sollten Sie Alternativen prüfen. Verlassen Sie sich auf Ihre Intuition und probieren Sie ruhig mehrere Varianten aus. Wenn möglich, das Bett in Nord-Süd-Richtung aufstellen (Füße zeigen nach Süden).
- Neben der Position haben auch die verwendeten Materialien einen Einfluss auf die Schlafqualität. Unbehandelte Naturfasern und Hölzer sollten die erste Wahl sein. Sensitive Personen sollten Metalle meiden, da sie elektromagnetische Felder erzeugen können, die den Schlaf stören.
- Verbannen Sie alle technischen Geräte aus dem Schlafzimmer. TV-Geräte, Smartphones oder Laptops haben dort nichts zu suchen. Auch hier drohen elektromagnetische Störfelder. Sollten Sie über ein WLAN (Wireless Local Area Network) verfügen, so schalten Sie es zur Nacht ab.
- Das Schlafzimmer nicht zweckentfremden. Machen Sie es zur Entspannungsoase. Wer im Bett isst, fernsieht oder arbeitet, risikiert Schlafstörungen.

Schlafförderndes Essen

Melatonin ist unser körpereigenes Schlafmittel. Um es zu bilden, benötigen wir die Aminosäure L-Tryptophan. Diesen Stoff kann der Körper nicht selbst produzieren. Wir müssen ihn daher mit der Nahrung zu uns nehmen, zum Beispiel mit eiweißreichen Lebensmitteln wie Fisch, Fleisch, Ei und Milchprodukten oder noch besser über pflanzliche Quellen wie Haferflocken, Sonnenblumenkerne, Cashewkerne und Erdnüsse. Damit das Ganze funktioniert, muss die eiweißhaltige Nahrung allerdings zusammen mit Kohlenhydraten verzehrt werden. Diese fehlen den tierischen Lebensmitteln, deshalb sind Low-Carb-Diäten hier auch kontraproduktiv. Außerdem enthalten Fleisch, Fisch und Milchprodukte viele andere Eiweißbausteine, die es dem L-Tryptophan schwermachen, ins Gehirn zu kommen. Eine ideale Kombination finden wir hingegen in einer Müslimischung mit vielen Nüssen. Der Grund: Haferflocken, Nüsse und Kerne enthalten von Natur aus nicht nur viel Tryptophan, sondern auch Kohlenhydrate. Trockenfrüchte liefern ebenfalls Kohlenhydrate. Die perfekte Mischung zur Melatoninproduktion! Ein echter Tryptophan-Knüller ist auch eine selbst gemachte Nussmilch, z. B. ein Cashew-Bananen-Drink. Für 2 Gläser benötigen Sie 3 EL ungesüßtes Cashewmus und 2 Bananen. Pürieren Sie das Ganze mit ca. 300 ml Wasser. Cashewkerne haben nicht nur einen hohen Tryptophan-Gehalt, sondern enthalten auch 31 % Kohlenhydrate. Trinken Sie diese Milch, wann immer Sie mögen, denn das Tryptophan sollte regelmäßig über den gesamten Tagesverlauf ins Gehirn gelangen, nicht nur am Abend.

Großes Lob für ein leichtes Abendbrot

Fettes Fleisch, fettige Beilagen wie Pommes Frites, fettreiche Soßen, Hülsenfrüchte sowie Rohkost und Süßes halten unser Verdauungssystem auf Trab und uns wach. Scharfes wirkt aufputschend und stört die Entspannung. Günstig als letzte Mahlzeit ist dagegen reichlich gedünstetes Gemüse kombiniert mit guten Kohlenhydratquellen wie Reis, Kartoffeln und glutenfreien Nudeln. Unsere einfache Regel: Wer am Abend leicht in den Schlaf finden will, sollte auch leicht essen!

Koffein meiden

Koffein macht bekanntlich wach. Wer unter Schlafstörungen leidet, sollte diese Stimulanz daher meiden, spätestens jedoch ab dem frühen Nachmittag. Aber bedenken Sie: Nicht nur Kaffee und schwarzer Tee enthalten den Wachmacher. Auch Cola, Mate-Drinks, Eistee und sogenannte Energy-Drinks enthalten Koffein, zum Teil in hoher Dosierung.

Lieber beruhigenden Kräutertee trinken

Viel besser nachmittags und abends Tee mit schlafförderlichen Substanzen aus der Natur genießen. Die folgende Kräuterteemischung beruhigt und entspannt: 20 g getrocknete Baldrianwurzel, 20 g getrockneten Hopfen, 20 g getrocknete Melisse, 20 g getrocknete Passionsblumen und 20 g getrocknetes Johanniskraut mischen. Die Zutaten gibt es in Apotheken, Bioläden und Reformhäusern. Pro Becher 2 TL von der Mischung mit 250 ml kochendem Wasser übergießen und 10 Minuten ziehen lassen. Der Tee schmeckt etwas bitter, Baldrian ist aber eines der wirksamsten Naturmittel für den Schlaf.

Besser einschlafen

Die erste Hürde: in den Schlaf finden! Wie gut das gelingt, hängt entscheidend davon ab, ob wir entspannen können. Nutzen Sie dazu die Tipps aus der Entspannungswoche (Seite 109)! Darüber hinaus helfen die folgenden von Schlafmedizinern entwickelten Tipps:

- Gehen Sie erst schlafen, wenn Sie wirklich müde sind.
- Sollten Sie nicht innerhalb von ca. 15 Minuten eingeschlafen sein, stehen Sie einfach wieder auf und gehen einer angenehmen Beschäftigung nach. Zum Beispiel Musik hören oder lesen (jedoch nicht Fernsehen oder essen).
- Nutzen Sie Ihr Bett wirklich nur zum Schlafen. Nicht zum Fernsehen, Lesen, Essen und das Schlafzimmer auch nicht als Abstellkammer für Bügelbrett, Staubsauger o. Ä.

- Stehen Sie morgens immer zur gleichen Zeit auf, unabhängig davon, wann Sie zu Bett gegangen sind und wie Sie geschlafen haben. Es ist wichtig, dass Sie einem festen Rhythmus folgen.
- Sparen Sie sich das Nickerchen am Tag, um für den Abend den nötigen »Schlafdruck« zu erzeugen.
- Mit einem festen Abendritual helfen wir dem Körper, herunterzufahren und aus dem Aktivitätsmodus in den Entspannungsmodus zu wechseln. Wie Ihr persönliches Ritual aussieht, ist dabei gar nicht so wichtig. Hauptsache, Sie bleiben dabei.

Einschlafen: Jeder muss seinen eigenen Weg finden

Befragungen der Deutschen Gesellschaft für Schlafforschung und Schlafmedizin (DGSM) ergaben, dass eines der größten Hindernisse beim Einschlafen das Grübeln ist. Vor allem Frauen halten familiäre oder berufliche Sorgen oft stundenlang wach. Wenn uns das Gedankenkarussell nicht zur Ruhe kommen lässt, hilft ein kleiner Trick: Autosuggestion! Wählen Sie sich dazu eine kurze Formel wie: »Ich gleite in einen tiefen, erholsamen Schlaf.« Verbinden Sie dieses Mantra nun mit Ihrer Atmung, sodass sich ein natürlicher Rhythmus ergibt. Durch diese meditative »Ablenkung« kommt der Gedankenfluss zum Erliegen und ehe Sie sich versehen, sind Sie eingeschlafen. Probieren Sie es aus! Überhaupt: Jeder muss seinen eigenen Weg finden.

Ihre Aufgaben für diese Woche

1. Früh essen: Mindestens 4 Stunden vor dem Zubettgehen.
2. Leichtes Abendessen verzehren.
3. Langsam essen, gut kauen.
4. Kleine Portionen: Beim ersten Sättigungsgefühl sollten Sie die Mahlzeit beenden.

Dem einen hilft die Autosuggestion, dem Nächsten vielleicht ein kleiner Abendspaziergang. Moderate Bewegung kurz vor dem Zubettgehen kann nämlich Wunder wirken. Sie sorgt für einen gleichmäßigen Atemrhythmus, eine Extraportion Sauerstoff und lockert die Muskulatur. So werden wir auf ganz natürliche Art müde.

Auch ein warmes Bad kann zu einer tiefen Entspannung führen und entsprechend müde machen. Allerdings nur bei moderater Temperatur (optimal sind 36–38 Grad). Baden wir zu heiß, springt der Kreislauf wieder an und wir sind hellwach. Besonders beruhigend wirkt ein Warmbad, wenn wir ätherische Öle mit Auszügen aus Lavendel, Hanf oder Passionsblume zusetzen. Sie sehen also, es gibt viele Möglichkeiten, nutzen Sie diese Woche, um herauszufinden, was Ihnen am besten hilft.

Endlich wieder durchschlafen

Leicht in den Schlaf zu finden, ist eine gute Sache, doch wie geht es weiter? Ideal wäre, wenn wir nach 7–8 Stunden wieder aufwachen und uns fit und ausgeruht fühlen. Leider ist das nicht die Regel. Häufig kommt es zu Unterbrechungen. Kein Problem, so lange wir danach schnell wieder in den Schlaf finden. In dieser Woche sollte es gelingen – wenn Sie die folgenden Tipps beherzigen:

- Am Abend nicht zu viel trinken: Trinken ist super wichtig. Doch nach dem Abendbrot sollten wir die Menge reduzieren, damit uns der Harndrang nicht den Schlaf raubt.
- Für Dunkelheit sorgen: Wie bereits erwähnt, ist unser Schlaf stark vom Licht abhängig. Gerade in den Sommermonaten müssen wir das Licht aussperren, damit es uns nicht weckt.
- Lärm aussperren: Geräuschbelastungen wie Schnarchen oder Verkehrslärm reißen so manchen aus dem Schlaf. Hilfe kann ein Gehörschutz bieten. Einfache Ohrenstöpsel sind in Drogeriemärkten erhältlich, individuell angepasste, sogenannte Otoplastiken, fertigen Hörgeräteakustiker an.
- Meiden Sie Alkohol: Ein paar Gläser Bier oder Rotwein sorgen zwar für die sprichwörtliche Bettschwere, doch Studien belegen, dass wir nach wenigen Stunden wieder wach werden und dann Einschlafprobleme haben. Besser: unser Einschlaftee! (Seite 116)
- Rückenschmerzen: Sie können ebenfalls dazu führen, dass wir nachts wach werden und nicht wieder in den Schlaf finden. Oftmals ist eine falsche, durchgelegene oder minderwertige Matratze der Grund. Etwa alle 10 Jahre sollten Matratzen ausgetauscht werden. Wichtigstes Kriterium ist der Härtegrad.

Besser nicht: echte Einschlafkiller

Bei aller Experimentierfreude, es gibt ein paar Dinge, die ein entspanntes Einschlafen definitiv erschweren:

- Intensiver Sport am Abend pusht das System, lockt Cortisol und macht wach.
- Spätes Essen hält unsere Verdauung auf Trab und stört die Regeneration.
- Alkohol hilft vielleicht zwar beim Einschlafen, stört aber beim Durchschlafen.
- Ungeklärte Konflikte lassen uns nicht zur Ruhe kommen. Es ist jedoch keine gute Idee, ein Klärungsgespräch ausgerechnet am Abend zu führen.
- Fernsehen, PC und Smartphone gehören nicht ins Schlafzimmer.

Woche 5: Suppenfasten – der Abwehr-Turbo

Mit Fasten haben wir ein fantastisches Werkzeug in der Hand, um unser Immunsystem aktiv zu stärken. Der Effekt beruht auf verschiedenen Mechanismen.

Die wollen wir Ihnen in diesem Kapitel erklären. Dazu bekommen Sie eine Anleitung für ein einwöchiges Suppenfasten. Vom Fasten profitiert das Immunsystem gleich in mehrfacher Hinsicht: Zum einen sparen wir einfach viel Energie ein, wenn wir das Verdauungssystem nicht ständig beschäftigen. Kommt Nahrung in den Körper, erhält dieser Vorgang Priorität: Was ist das? Wie kann ich es verwerten? Ist etwas Giftiges dabei? Was gehört wohin? Und so weiter. Während dieser Zeit werden andere Prozesse zurückgestellt, etwa Reparatur- oder Immunaufgaben. Zum anderen entlasten wir den Darm – wie wir gelernt haben, das Zentrum des Immunsystems mit den wichtigen Barrieren für Fremdstoffe und dem höchsten Aufkommen an Abwehrzellen des ganzen Körpers. Fordern wir ihn nicht ständig mit Nahrung und all ihren Komponenten, kann er sich erholen. Entzündungen und Allergien gehen zurück, die Schleimhäute bauen sich auf. Kurz: Fasten ist wie eine Art Ferien für den Darm. Und wer hätte nicht auch mal Urlaub verdient, wenn nicht der Darm! Und drittens: Fasten verpasst auch den Fresszellen des Immunsystems einen Extrakick. Sie rücken jetzt besonders intensiv gegen Erreger vor und putzen sie einfach weg.

Als Initialzündung für diese Erholung ist eine Woche Suppenfasten nach Moll ideal. Warum Suppenfasten? Diese Form hat sich in der langjährigen Praxiserfahrung als die verträglichste Form des Fastens überhaupt herausgestellt. Suppenfasten ist ideal bei Magen-Darm-Problemen, Infektanfälligkeit oder Allergien – also gerade dann, wenn das Immunsystem bereits etwas geschwächt ist. Suppenfasten bietet etwas mehr Substanz, und die schonende Zubereitung garantiert beste Bekömmlichkeit. Abwechslungsreiches Gemüse, Kartoffeln und Hülsenfrüchte werden zu schmackhaften Suppen verarbeitet und liefern ein breites Spektrum an Vitalstoffen. Wärmende Gewürze wie Kurkuma, Ingwer, Kardamom und Pfeffer wirken heilend und steigern das Wohlbefinden. Für optimale Bekömmlichkeit werden alle Suppen püriert.

Fasten heißt nicht hungern!

Keine Angst: Suppenfasten heißt nicht, dass Sie hungern müssen. Im Gegenteil: Sie dürfen sogar ziemlich viel essen, nämlich bis zu 6 Teller Suppe pro Tag. Aber alles basisch, alles pflanzlich und alles möglichst warm! Damit bleibt man unter 600 kcal täglich und gelangt so optimal in den Fastenstoffwechsel. Eine Fastenwoche besteht aus 2–3 Entlastungstagen, 5 Fastentagen und 2 Aufbautagen. Diese Fasteneinheit können Sie prima zu Hause auf eigene Faust durchführen, sofern Sie gesund sind und sich wohlfühlen.

Es gibt keine besser verträgliche Fastenart, die den Organismus weniger unter Stress setzt, als dieses viel erprobte Suppenfasten nach Moll. Wir sagen Ihnen, wie alles funktioniert.

Die Entlastungstage: Darauf kommt es an

Am besten beginnen Sie bereits 2–3 Tage vor dem eigentlichen Fasten mit einer Ernährungsumstellung. Versuchen Sie, tierisches Eiweiß stark zu reduzieren oder wegzulassen, sprich: Fleisch, Fisch, Milchprodukte und Eier sind tabu. Das Gleiche gilt für alkoholische Getränke. Achtung: Starke Kaffeetrinker sollten bereits eine Woche vor dem eigentlichen Fasten beginnen, Koffein langsam auszuschleichen. Wer von Entzugskopfschmerzen geplagt wird, sollte es mit dem homöopathischen Mittel Nux vomica versuchen (täglich 5-mal 3 Nux vomica D6 Globuli unter der Zunge zergehen lassen).

Vielleicht gelingt es Ihnen auch schon, insgesamt weniger zu essen. Achten Sie auf lange Pausen zwischen den Mahlzeiten, beschränken Sie sich auf nur 3 pro Tag. Empfehlenswert sind Müslis, Früchteteller, Pellkartoffelgerichte, Gemüsepfannen und selbst gemachte Dips, zum Beispiel aus Avocado. Vollwertbrot aus guten Bäckereien ist ebenfalls erlaubt. Dazu dann pflanzliche Aufstriche und wenig Butter. Tolle Anregungen finden Sie auch in unserem Rezeptteil bei den rein pflanzlichen Rezepten.

Gleichzeitig sollten Sie beginnen, mehr zu trinken, mindestens 1,5–2 Liter pro Tag: stilles Wasser und beruhigende Kräuter-, Basen- und Gewürztees. Nehmen Sie sich Zeit, um sich optimal auf das Fasten vorzubereiten. Ideal ist eine Urlaubswoche, dann können Sie sich in Ruhe um alles kümmern und profitieren umso mehr.

An den eigentlichen Fastentagen bereiten Sie sich täglich frische Gemüsesuppen und Smoothies zu. Sie können sich schon mal mit abwechslungsreichem Bio-Gemüse wie Süßkartoffeln, Zucchini, Kartoffeln, Möhren, Tomaten etc. eindecken.

Die Fastentage: Darauf kommt es an

Nun beginnt das eigentliche Fasten. Der Körper ist gut vorbereitet, alle Zeichen stehen auf Ausscheidung und Entlastung. Alle wichtigen Entgiftungsorgane arbeiten jetzt zusammen, um möglichst viele unerwünschte Stoffe aus dem Körper zu schleusen. So können Sie sie unterstützen.

- Darm: weniger und leichter verdauliche Nahrung, längere Esspausen
- Leber: Verzicht auf Genussgifte, Verzicht auf allergen- und entzündungsfördernde Nahrung
- Nieren: reichlich stilles Wasser sowie kalorien- und kohlensäurefreie Getränke (z. B. Kräutertee) trinken
- Lungen: viel Bewegung an der frischen Luft
- Haut: Bürstenmassagen, basische Bäder, Wechselbäder

Was Sie an den Fastentagen zu sich nehmen

Die Suppen Wie schon erwähnt, muss hier niemand hungern. Sie dürfen dreimal täglich 1–2 Teller warme Suppe essen. Zum Beispiel eine Haferbrühe mit 1–2 EL angerösteten Haferflocken. Bereiten Sie sich frische Gemüsesuppen auf Basis von Kartoffeln, Süßkartoffeln, Sellerie, Steckrübe oder Möhren zu. Verfeinern Sie mit frischen Kräutern, beliebigen weiteren Gemüsesorten oder gut durchgegarten Hülsenfrüchten. Verwenden Sie zum Würzen eine gute Bio-Brühe oder ein gutes Kräutersalz. Dazu Knoblauch, Ingwer, Kurkuma und Bio-Gewürze nach Belieben. 1–2 TL Leinöl (mit DHA und EPA) on top versorgen Sie zusätzlich mit wertvollen Omega-3-Fettsäuren.

Die Säfte Zur Ergänzung sind frisch gepresste Säfte oder Smoothies erlaubt. Achten Sie hier auf einen höheren Gemüse- als Fruchtanteil. Gemüse und Frucht sollten im Verhältnis 2:1 verwendet werden. Verarbeiten Sie reife, hochwertige Ware nach Lust und Laune in einem Entsafter oder im Standmixer. Zum Verfeinern sind wenig Trockenfrüchte (1 Dattel pro Glas) und etwas Mandel- oder Cashewmus (1 TL pro Glas) erlaubt. Gut geeignet für die Fastenwoche sind auch unsere Drinks in diesem Buch. Zum Beispiel: Immunfeuerwehr, Grüner Riese (Seite 125) oder Holunder-Wunder (Seite 22). Sie enthalten eine Extraportion immunstimulierender sekundärer

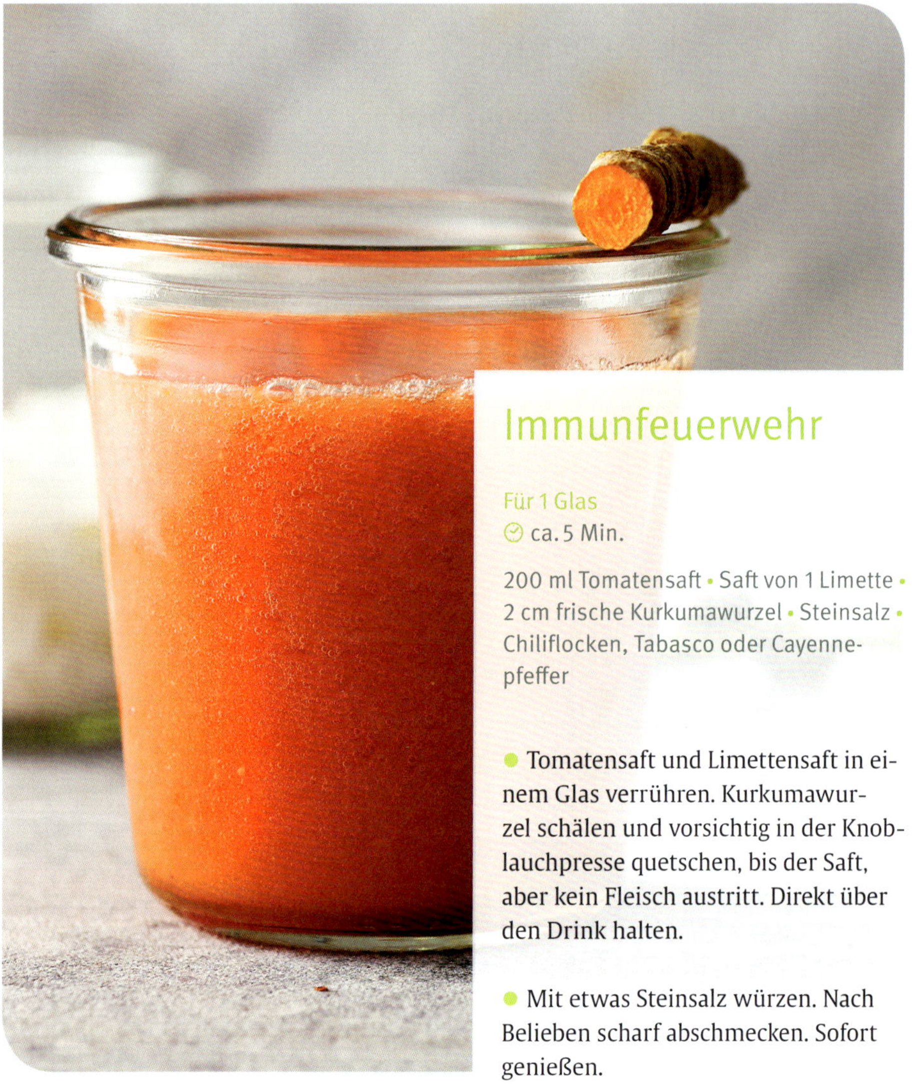

Immunfeuerwehr

Für 1 Glas
ca. 5 Min.

200 ml Tomatensaft • Saft von 1 Limette • 2 cm frische Kurkumawurzel • Steinsalz • Chiliflocken, Tabasco oder Cayennepfeffer

- Tomatensaft und Limettensaft in einem Glas verrühren. Kurkumawurzel schälen und vorsichtig in der Knoblauchpresse quetschen, bis der Saft, aber kein Fleisch austritt. Direkt über den Drink halten.

- Mit etwas Steinsalz würzen. Nach Belieben scharf abschmecken. Sofort genießen.

Immunfact Kurkuma und Capsaicin aus Chili oder Pfeffer regen die Durchblutung der Schleimhäute an und schützen sie vor Infekten.

Pflanzenstoffe und Substanzen und sind ideal als Zwischenmahlzeit am Nachmittag, falls Hunger aufkommen sollte.

Die Getränke Erlaubt sind kalorienfreie Getränke (natürlich ohne Alkohol und Koffein), in erster Linie stilles, kohlensäurefreies Wasser plus Tees, Kräuter- und Früchtetee (ohne Zucker und Aromazusätze). Insgesamt sollten Sie täglich 3 Liter erreichen.

Die Extras

Um den Fasteneffekt und die Stärkung des Immunsystems noch zu pushen, empfehlen wir eine Reihe von Extra-Maßnahmen. Sie dienen dazu, die Entgiftung und Entlastung zu fördern, Immunreize zu setzen und uns noch besser mit immunfördernden Substanzen zu versorgen. Einen Überblick gibt die Tabelle. Wie der Einlauf und der Leberwickel funktioniert, wollen wir Ihnen etwas genauer erklären. Keine Angst, wenn Sie noch nie einen Einlauf gemacht haben: Er gelingt selbst Neulingen meist auf Anhieb und hat enorm positive Wirkung für den Darm und den Fastenerfolg. Besorgen Sie sich einen sogenannten Reiseirrigator. Damit haben wir im Fastenzentrum die besten Erfahrungen gemacht. Diesen füllen Sie mit 1½ Liter lauwarmem Wasser und hängen ihn im Badezimmer an einen Haken oder in der Dusche ans Gestänge. Durch einen kleinen Hahn kann der Zufluss reguliert werden. Lassen Sie zunächst etwas Wasser ablaufen, damit die Luft aus dem Gerät entweichen kann. Dann führen Sie das eingefettete Endstück des Schlauches (wie ein Fieberthermometer) anal ein. Nachdem das Wasser in den Enddarm gelaufen ist (250–500 ml pro Einlauf), drehen Sie den Irrigator zu, ziehen ihn heraus und versuchen Sie, das Wasser so lange wie möglich im Darm zu halten. Wenn möglich, massieren Sie Ihren Bauch sanft. Danach sollten Sie sich entleeren. Wir empfehlen einen zweiten Einlauf direkt im Anschluss.

Wesentlich einfacher ist es mit dem Leberwickel. Auch er fördert den Fastenerfolg und verwöhnt die Leber, unsere Entgiftungszentrale. So wird's gemacht: Eine Wärmflasche mit heißem Wasser füllen, in ein feuchtes Tuch wickeln und auf die rechte Körperseite unter dem Rippenbogen legen. Darüber kommt ein trockenes Handtuch. Entspannen Sie sich jetzt, im Bett oder auf dem Sofa, für etwa 20 Minuten. Dieses einfache Hausmittel sollten Sie Ihrer Leber auch öfter mal nach dem Fasten gönnen. Sie liebt die feuchte Wärme und kann so hervorragend regenerieren. Das Ölziehen (Seite 21) sollte auch zu Ihrer morgendlichen Routine gehören.

Die Aufbautage: Darauf kommt es an

Glückwunsch: Nun haben Sie schon richtig viel für Ihren gesamten Körper getan, Ihr Immunsystem konnte sich perfekt

Schnupperfasten: Ausprobieren mit Profi-Betreuung

Sie haben keine Zeit für eine ganze Woche? Dann testen Sie das Onlinefasten von Ralf Moll. Beim Blitzfasten mit 3 Suppenfasten-Tagen werden Sie digital professionell betreut und gecoacht. Mithilfe von über 20 Videos werden hochwertige Inhalte vermittelt – mit Yoga-Übungen, einem Workout, Entspannungsmusik, vielen Infos und Motivationstipps. Außerdem stehen die Fastenexperten in einem täglichen Livechat für Fragen zur Verfügung. Genial: Dazu einfach ein Paket mit den basischen veganen Fastensuppen von Ralf Moll aus dem Glas bestellen, und Sie müssen nicht einmal kochen! So geht Fasten auch bei Stress und Berufstätigkeit. Einfach mal übers Wochenende. Ein erklärendes Video finden Sie auf You Tube (Suchbegriff Blitzfasten Ralf Moll). Die Anmeldung zum Onlinefasten erfolgt über diesen Link: www.fastensuppen.de/online-fastenkurs. Einfach mit E-Mail-Adresse und dem Vornamen anmelden, vier Tage später geht es los. Mehr Fastenkomfort geht nicht!

in Stellung bringen. Wichtige Regenerations- und Aufräumarbeiten konnten stattfinden. Wie eine Art Grundrenovierung. Nun ist alles wieder wie neu! Die Abwehr ist perfekt auf mögliche Angreifer vorbereitet. Lassen Sie es jetzt langsam angehen und verlängern Sie den Fasteneffekt durch schonende Aufbautage. Ein schönes Ritual für das Fastenbrechen: Starten Sie zunächst noch einmal mit einer leicht verdaulichen Hafersuppe. Mittags dürfen Sie dann in einen knackigen, reifen Apfel beißen. Das schmeckt, macht Freude und hilft, die Verdauung wieder in Gang zu bringen. Durch das intensive Kauen und die Fruchtsäure werden reichlich Enzyme und Verdauungssäfte produziert. Das wirkt auf Leber und Galle wie ein Startsignal.

Bleiben Sie für zwei weitere Tage bei der gemüselastigen Kost mit Suppen, Gemüsepfannen und Pellkartoffelgerichten. Auch Salate und Rohkostteller sind gut geeignet. Auch hier finden Sie in unserem Rezeptteil viele passende Anregungen. Wir empfehlen weiterhin den Verzicht auf Alkohol und Kaffee. Nach dem Fasten sind Kaffee, mal ein Wein oder Bier natürlich wieder erlaubt. Nicht als Durstlöscher, aber als Genussgetränke.

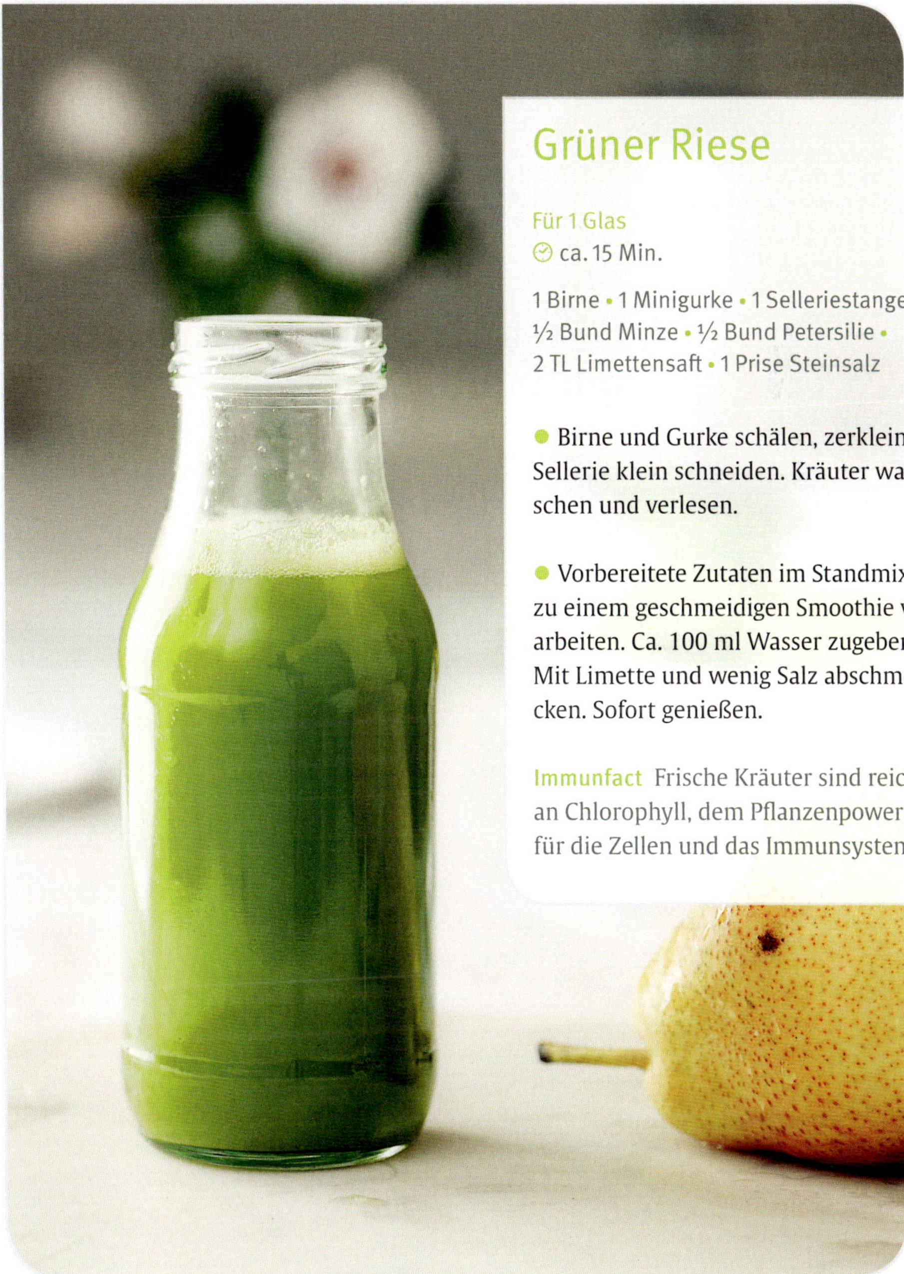

Grüner Riese

Für 1 Glas
ca. 15 Min.

1 Birne • 1 Minigurke • 1 Selleriestange • ½ Bund Minze • ½ Bund Petersilie • 2 TL Limettensaft • 1 Prise Steinsalz

- Birne und Gurke schälen, zerkleinern. Sellerie klein schneiden. Kräuter waschen und verlesen.

- Vorbereitete Zutaten im Standmixer zu einem geschmeidigen Smoothie verarbeiten. Ca. 100 ml Wasser zugeben. Mit Limette und wenig Salz abschmecken. Sofort genießen.

Immunfact Frische Kräuter sind reich an Chlorophyll, dem Pflanzenpowerstoff für die Zellen und das Immunsystem.

Die fastenbegleitenden Maßnahmen im Überblick: So pushen Sie den Effekt

Maßnahme	Wie geht's?
Basenbad	Ganzkörper- oder Fußbad mit basischen Salzen (mind. 30 Minuten)
Bewegung an der frischen Luft	Wandern, Radfahren, Walken, Gymnastik, Joggen, Yoga
Bürstenmassage	kreisförmiges Bürsten mit einer Naturbürste, beginnen beim rechten Bein, immer zum Herzen hin, dann Arme, dann der Rumpf
Chlorella-Algen	Einnahme zu einer Mahlzeit
Einlauf	siehe genaue Anleitung (Seite 123)
Grüne Tonerde	1 TL in 1 Glas Wasser gut verrühren und trinken
Kanne Brottrunk	pur oder mit etwas Wasser verdünnt trinken
Leberwickel	siehe genaue Anleitung (Seite 123)
Mittagsschlaf	in ruhiger Umgebung, nicht länger als 15–20 Minuten
Ölziehen	siehe genaue Anleitung (Seite 21)
Sauna	Saunagang mit 1–2 Durchgängen, kalte Duschen, Tauchbäder, Ruhephase
Zungenreinigung	mit einem Zungenreiniger oder Zahnbürste Beläge auf der Zungenwurzel entfernen

iel	Wie oft?	Beste Tageszeit
ntgiftung, fastentypisches Frieren vermindern	bei Bedarf	nachmittags, abends
ntgiftung über die Lunge verstärken, Sauerstoff-ersorgung, fastenbedingtem Muskelabbau vor-eugen	täglich 2–3 Stunden, wenn möglich	vormittags
nregung des Kreislaufs, Entgiftung über die Haut, auterneuerung	täglich	morgens
ersorgung mit antientzündlichen Stoffen, Chloro-hyll-Booster	täglich 3–5 Presslinge	zum Abendessen
arm entlasten, Entgiftung fördern, Rückvergiftung orbeugen	alle 2 Tage	morgens oder bei Bedarf (z. B. bei Kopfschmerz)
assiert und trainiert den Darm und die Darm-uskulatur	täglich, bei starker Übersäuerung bis zu dreimal täglich	morgens und/oder zu den anderen Mahlzeiten
ersorgt den Darm mit Probiotika, stärkt das nmunsystem	täglich 1 Glas	mittags oder nachmittags
eber unterstützen, Regeneration, Entgiftung ördern	alle 2 Tage	nachmittags
egeneration fördern, Immunkräfte aufbauen, tress abbauen	nach Bedarf (Fasten ist anstrengend!)	nachmittags
ntgiftung fördern, Erreger aus dem Mund-Rachen-aum entfernen	täglich	morgens
ntgiftung über die Haut, Entspannung, Immun-eize setzen	einmal pro Woche	abends
ntgiftungs-Ausscheidungen abtragen, Erreger aus em Mundraum entfernen	täglich	morgens

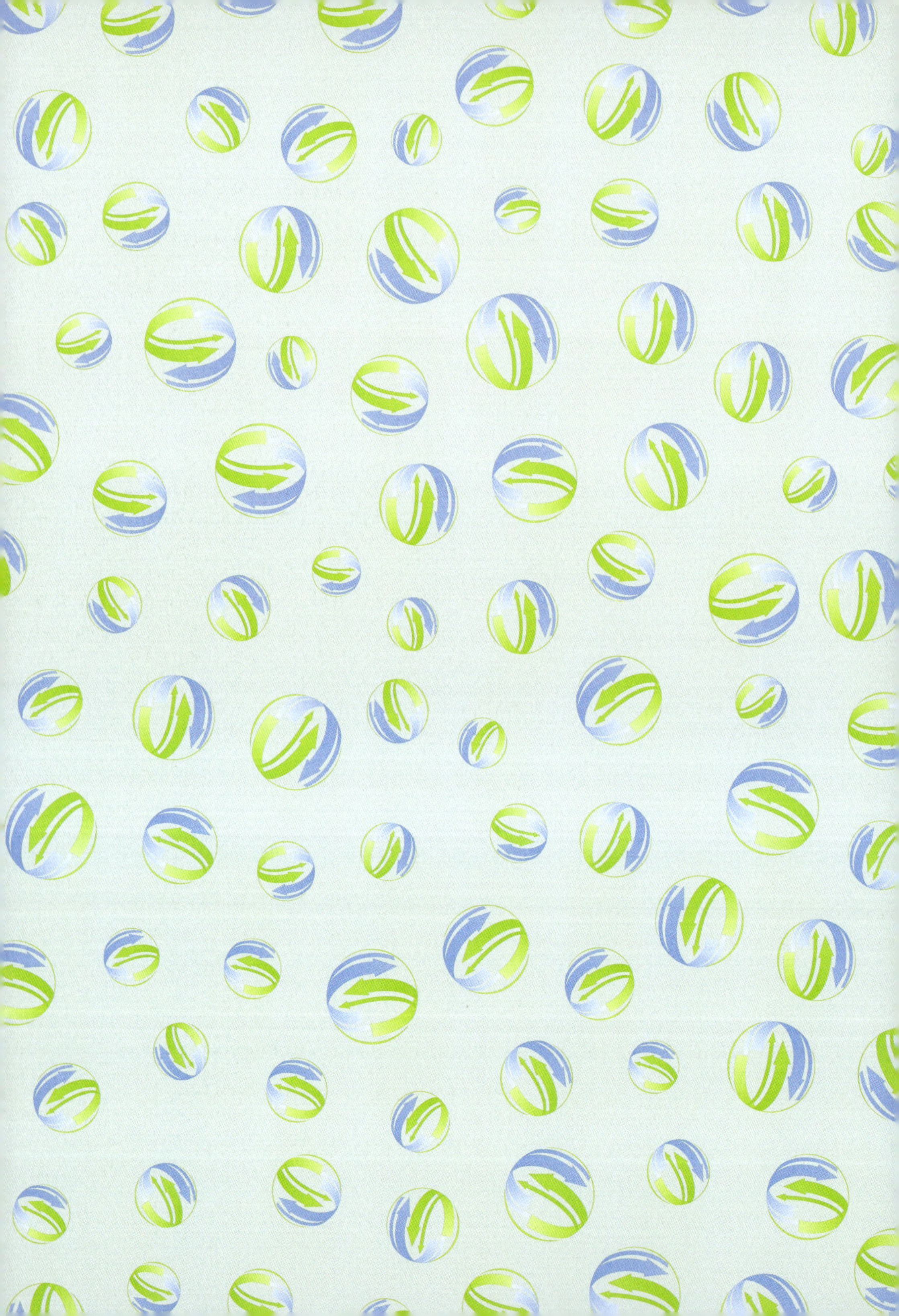

Power-Rezepte fürs Immunsystem

Je nach Jahreszeit bietet uns die Natur unterschiedliche Nahrung an, die unser Immunsystem optimal unterstützt: saisonal kochen und genießen!

FRÜHLING

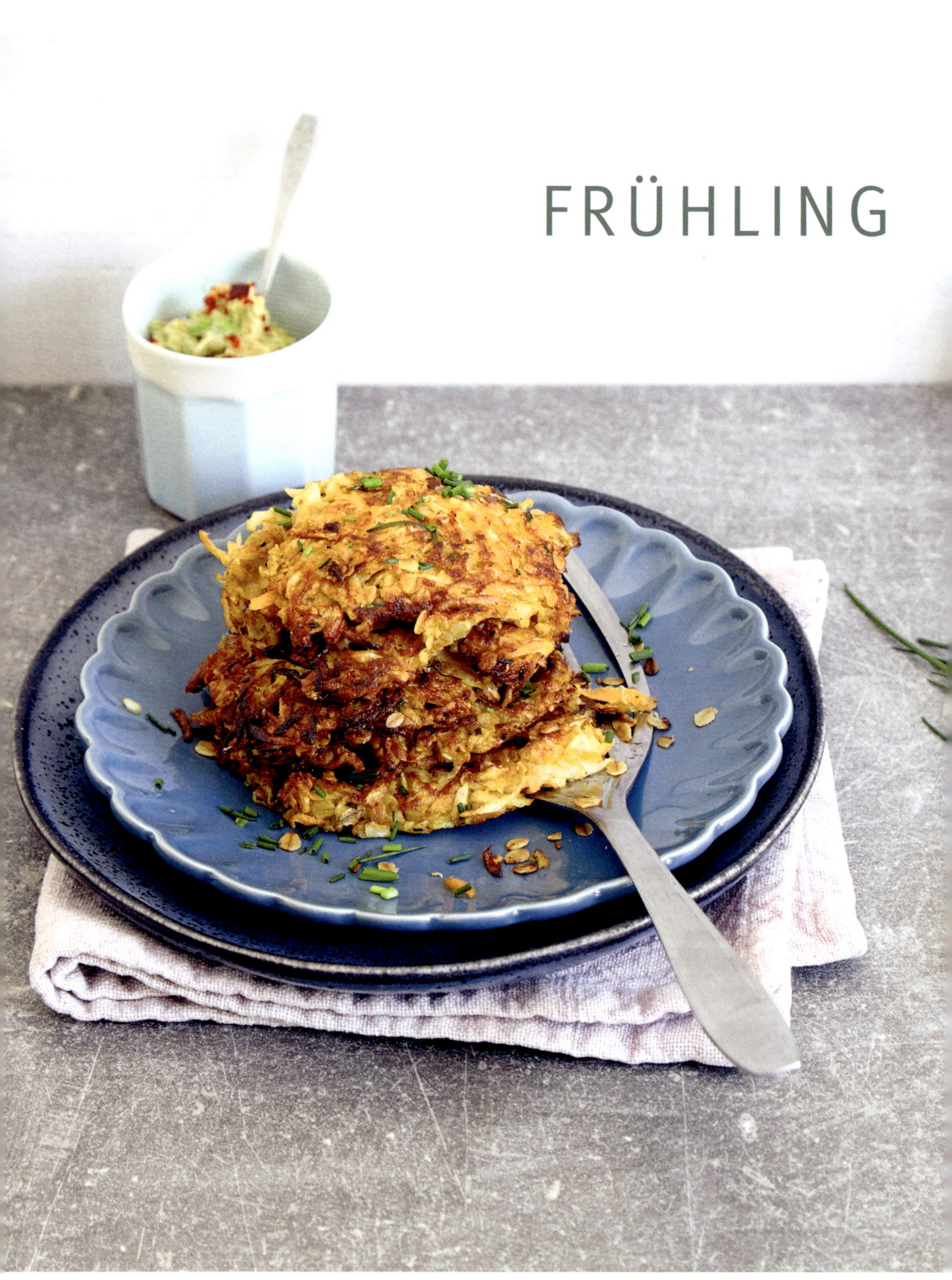

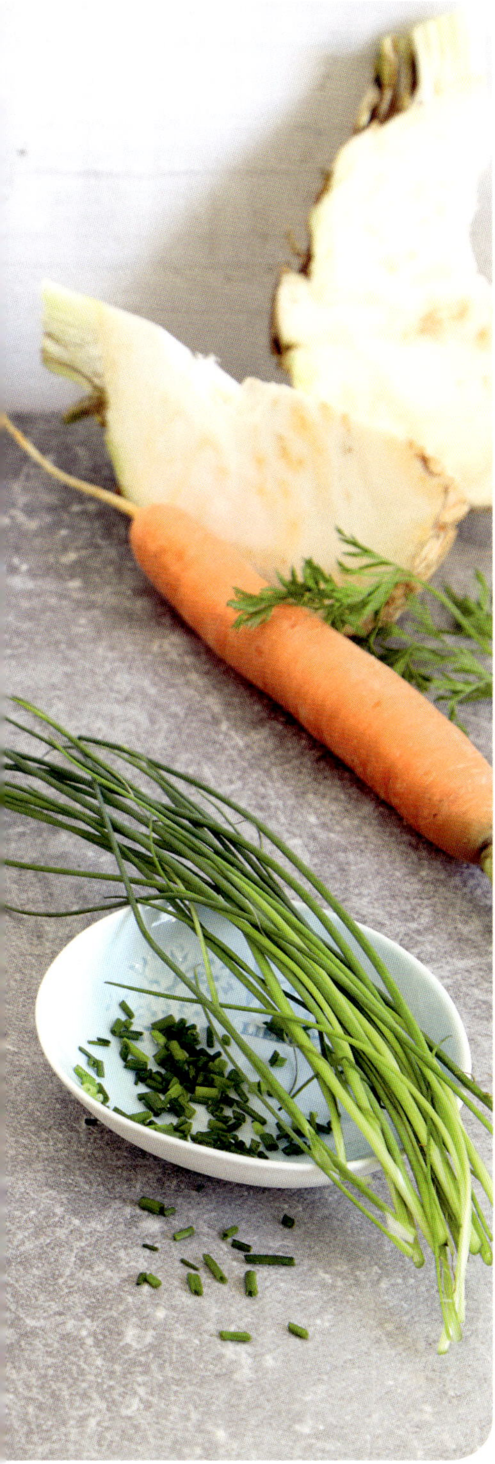

Knusprige Sellerie-Rösti mit Avocadodip

Für 2 Personen, ergibt 6–8 Rösti
ca. 25 Min.

½ Knolle Sellerie • 1 Möhre • Steinsalz • schwarzer Pfeffer • 1 reife Avocado • 1–2 TL Limettensaft • 2 TL Mandelmus (oder Cashewmus) • Chiliflocken • 2 EL Haferflocken • 2 EL veganer Ei-Ersatz • 2 EL Schnittlauchröllchen • 3 EL Olivenöl

- Sellerie und Möhre schälen. Beides auf der groben Küchenreibe raspeln, in einer Schüssel mischen, salzen und pfeffern.

- Für den Dip Avocadofruchtfleisch mit einer Gabel zerdrücken. Limettensaft und Nussmus unterrühren. Mit Salz und Chili pikant abschmecken.

- Gemüseraspel, Haferflocken, Schnittlauch, Salz und Pfeffer in eine Schüssel geben. Ei-Ersatz mit 50 ml Wasser glatt anrühren, zufügen. Alles gut mischen.

- Aus dem Teig portionsweise 6–8 Rösti in Öl braten. Bei mittlerer Hitze pro Seite etwa 4 Minuten braten, bis sie goldbraun und knusprig sind. Mit dem Dip servieren.

Immunfact In der Möhre steckt reichlich Betacarotin. Carotinoide, die rötlich-gelben Pflanzenfarbstoffe, sind wichtig für Haut und Augen.

Die Food-Helden im Frühling

Spargel

Schade, dass es diesen Tausendsassa nur für so kurze Zeit im Jahr gibt – er strotzt regelrecht vor gesunden Inhaltsstoffen. Neben Mineralstoffen, B-Vitaminen und Vitamin C enthält er Inulin, einen Ballaststoff, der sich als Präbiotikum positiv auf die Darmflora auswirkt. Durch die Aminosäure Asparagin regt er die Nierentätigkeit an und wirkt entwässernd. Doch er kann noch mehr: Das enthaltene Glutathion ist ein sehr wirksames Antioxidans, das die Abwehr stärkt und Gifte neutralisiert. Grüner Spargel punktet übrigens noch zusätzlich mit viel Chlorophyll und er ist oft etwas länger erhältlich als weißer.

Kräuter

Sie haben ein großes, gesundheitliches Potenzial und bieten eine Vielfalt an Aromen. Die grünen Blätter versorgen uns nicht nur mit den Immun-Powerstoffen Vitamin C und Chlorophyll – sie enthalten auch eine Vielzahl an zellschützenden und immunaktivierenden Pflanzenstoffen. Der Pflanzenfarbstoff Apigenin kommt z. B. reichlich in Petersilie vor und wirkt entzündungshemmend.

Blattsalate

Die grüne Pracht versorgt uns mit Mineralstoffen, Ballaststoffen und Pflanzenfarbstoffen wie Chlorophyll und Flavonoiden, manche auch mit leberstärkenden Bitterstoffen, wie etwa die Endivie. Das Besondere an Salaten wie Eisberg, Kopfsalat, Römersalat, Eichblatt, Lollo Bionda oder Rosso ist aber ihr niedriger Energiegehalt. Wir können Berge davon verputzen, ohne dass sie unser Kalorienkonto belasten. 500 g Kopfsalat enthalten nur 60 kcal, dafür aber ordentlich Vitamine und Mineralstoffe.

Bundmöhren

Jetzt kommen sie aus dem Freiland und werden ganz frisch aus der Erde gezogen. Bei Biomöhren kann man übrigens das Grün gleich mitverwenden, zum Beispiel für Smoothies. Möhren sind reich an Betacarotin, einem wichtigen Antioxidans für Augen, Haut und Schleimhaut. Sie haben harte Fasern, deshalb immer gut kauen oder kurz dünsten. In Verbindung mit Fett können wir Carotin besser verwerten. Probieren Sie zum Beispiel unseren Kresse-Aufstrich zu Möhren!

Rote Bete

Im Frühling ist die Rote Bete kleiner und zarter als im Winter. So kann man sie auch wunderbar roh z. B. als Carpaccio verwenden und ihre Blätter für Salate oder Smoothies einsetzen. Die inneren Werte der Roten Bete sind beachtlich: Sie enthält viel Eisen, Folsäure und Ballaststoffe. Dazu kommen zellschützende rote Farbstoffe wie Anthocyane und Betanin. Letzterer wirkt entzündungshemmend.

Grün-weißer Spargelsalat mit Avocado

Für 2 Personen
ca. 25 Min.

je 4 Stangen grüner und weißer Spargel • Salz • 1 Römersalat • 1 Avocado • 1–2 EL heller Essig • 3 EL Olivenöl • schwarzer Pfeffer

- Vom grünen Spargel nur die Enden schälen, weißen Spargel ganz schälen. Beide Sorten von den Enden befreien und in mundgerechte Stücke schneiden. In kochendem Salzwasser 3 Minuten blanchieren. Von dem Spargelkochwasser etwas für das Dressing zurückbehalten, dann abgießen und abkühlen lassen.

- Salat putzen, in mundgerechte Stücke schneiden und auf 2 Teller verteilen. Avocado halbieren, entsteinen, schälen und das Fruchtfleisch in schmale Spalten schneiden.

- Für das Dressing Essig, Öl, Salz, Pfeffer und etwas Spargelkochwasser verquirlen. Avocado und Spargelstücke auf dem Salat verteilen, Dressing darübergeben. Nach Belieben noch etwas Pfeffer darübermahlen.

Immunfact Spargel enthält viel vom Ballaststoff Inulin und stärkt so die Darmflora.

Kräuterpesto zu Möhrensticks

Für 2 Personen
ca. 15 Min.

2 große, gemischte Kräuterbunde (z. B. Petersilie, Schnittlauch, Borretsch, Pimpinelle, Kerbel) • 1 Knoblauchzehe • 1–2 EL Hefeflocken • 3 EL Pinienkerne • 6–8 EL Olivenöl • 1–2 TL Zitronensaft • Steinsalz • schwarzer Pfeffer • 4–6 Möhren (besonders hübsch mit bunten, z. B. lila Möhren)

- Kräuter verlesen, abspülen, trockenschütteln und grob vorschneiden. In den Standmixer oder ein Püriergefäß geben.

- Knoblauch abziehen, vierteln, zugeben. Restliche Zutaten zu den Kräutern geben und zu einem geschmeidigen, nicht zu feinen Pesto verarbeiten. Mit Zitrone, Salz und Pfeffer abschmecken.

- Möhren schälen und zu Sticks schneiden. Möhren in das Pesto dippen.

Immunfact Die Kräutervielfalt bringt auch eine Vielfalt an sekundären Pflanzenstoffen und ätherischen Ölen mit sich. Ein bunter Strauß fürs Immunsystem.

Tipp In einem Schraubglas mit etwas Öl bedeckt hält sich Pesto ca. 2 Wochen, schmeckt super zu Pasta, aber auch zu Brot.

Frühlingssalat mit Kresse und Edamame

Für 2 Personen
ca. 20 Min.

1 Handvoll TK-Edamame • ½ Kopf Eisbergsalat • ½ Bund Radieschen • 1 Beet Kresse • 1 EL Sahne • 1 EL Zitronensaft • 2 EL Olivenöl • 1 EL Leinöl (mit DHA und EPA) • 2 TL Meerrettich (aus dem Glas) • Steinsalz • schwarzer Pfeffer

- Edamame in kochendem Salzwasser 3 Minuten blanchieren. Abgießen und abkühlen lassen. Schoten öffnen, Bohnen herauslösen.

- Salat putzen, in mundgerechte Stücke schneiden und auf 2 Teller verteilen. Radieschen in Stifte schneiden, darauf anrichten. Edamame-Bohnen zugeben. Kresse vom Beet direkt auf die Teller schneiden.

- Für das Dressing Sahne, Zitronensaft, die beiden Öle, Meerrettich, Salz und Pfeffer verquirlen. Über die Salate verteilen.

Immunfact Edamame, die jungen Sojabohnen, werden bei uns meist tiefgefroren in der Hülse angeboten. Sie sind reich an Omega-3-Fettsäuren, Folsäure und dem Superstoff Spermidin.

Süßkartoffelpüree mit grünem Spargel

Für 2 Personen
ca. 20 Min.

1 Süßkartoffel (ca. 300 g) • Kräutersalz • 1 Knoblauchzehe • 1 haselnussgroßes Stück Ingwer • 1 Bund grüner Spargel • 3 EL Cashewkerne • 2 EL Olivenöl • schwarzer Pfeffer • Pflanzenmilch, z. B. Hafermilch

- Süßkartoffel schälen, in grobe Stücke schneiden. In Kräutersalzwasser ca. 5 Minuten weich dünsten.

- Knoblauch und Ingwer schälen und fein hacken. Spargel putzen, in Stücke schneiden. Cashews hacken.

- Knoblauch und Ingwer in Öl anbraten. Cashews zugeben, unter Rühren 2–3 Minuten braten. Spargel zugeben, kurz mitbraten. Mit 100 ml Wasser ablöschen. Kräftig salzen und pfeffern. Zugedeckt 4–5 Minuten garen.

- Süßkartoffelstücke abgießen. Pflanzenmilch zufügen und zu Püree verarbeiten. Es darf ruhig leicht stückig bleiben. Abschmecken. Püree mit Spargel-Cashew-Pfanne anrichten.

Immunfact Die in Spargel enthaltene Aminosäure Asparagin sorgt nicht nur für den typischen Geruch beim Toilettengang, sondern schützt unsere Harnwege auch vor Infekten.

Kresse-Aufstrich mit Kichererbsen

Für 2 Personen
ca. 10 Min.

100 g Kichererbsen (Glas oder Dose) • 2 EL Sesammus (oder ungesüßtes Nussmus) • 1 EL Leinöl (DHA und EPA) • Kräutersalz • schwarzer Pfeffer • 2 EL Kapern (aus dem Glas) • 6 schwarze Oliven, entsteint und fein gehackt • 1 Beet Kresse

- Kichererbsen abtropfen lassen. Mit dem Sesammus und dem Leinöl in einen Standmixer oder ein Püriergefäß geben. Salzen und pfeffern. Zu einer geschmeidigen Creme verarbeiten. Wenn nötig, etwas Wasser zufügen.

- Kapern und gehackte Oliven unterheben. Kresse abspülen, vom Beet schneiden und darübergeben. Lecker auf Brot und zu Gemüsesticks. Passt aber auch zu Nudeln!

Immunfact Hülsenfrüchte wie Kichererbsen stecken voller Ballaststoffe und sind Futter für die guten Darmbakterien.

Rote-Bete-Möhren-Topf mit Linsen

Für 2 Personen
ca. 40 Min.

1 haselnussgroßes Stück Ingwer • 2 Rote Bete • 2 Möhren • 2 rote Zwiebeln • 2 EL Olivenöl • 500 ml Gemüsebrühe • Chiliflocken • gemahlener Anis • Paprikapulver • 1 TL Senfkörner (oder körniger Senf) • Saft von ½ Orange • 1 TL Ahornsirup • 1 EL Balsamico-Essig • 50 g rote Linsen • 1 TL getrocknete Kräutermischung, mediterran

- Ingwer, Rote Bete und Möhren schälen. Ingwer hacken, Rote Bete würfeln, Möhren in Scheiben schneiden. Zwiebeln abziehen, in Spalten schneiden.

- Ingwer in einem großen Topf unter Rühren im Öl anbraten. Restliches Gemüse zufügen und ca. 5 Minuten weiter braten. Mit der Brühe ablöschen, mit Chili, Anis und Paprika würzen. Senf, Orangensaft, Ahornsirup und Essig zufügen und bei schwacher Hitze 20 Minuten zugedeckt garen.

- Rote Linsen und Kräutermischung zugeben und weitere 5 Minuten köcheln lassen. Abschmecken und servieren.

Immunfact Linsen enthalten reichlich B-Vitamine und Mineralstoffe, sättigen hervorragend und sorgen für einen ausgeglichenen Blutzuckerspiegel.

Kopfsalat mit Kresseblüten

Für 2 Personen
ca. 15 Min.

1 Kopfsalat • 6 Kresseblüten (ersatzweise: Lavendelblüten, Veilchen o. Ä.) • 1 Mairübchen • 1 Frühlingszwiebel • 2 EL Sprossen • 2 EL Sahne • 1 EL Olivenöl • 1–2 TL Zitronensaft • 1 EL Apfelsaft • Steinsalz • schwarzer Pfeffer • 1 EL Pinienkerne, nach Belieben geröstet

- Salatkopf waschen und in mundgerechte Stücke zupfen. Auf 2 Teller verteilen. Blüten, wenn nötig, vorsichtig abspülen. Mairübchen schälen, halbieren und in dünne Scheiben schneiden. Frühlingszwiebel in feine Ringe schneiden. Sprossen abspülen.

- Für das Dressing Sahne, Öl, Apfelsaft, Salz und Pfeffer verquirlen. Vorbereitete Zutaten und die Pinienkerne auf den Salatblättern verteilen. Blüten darauf dekorieren. Dressing auf den Salat träufeln.

Immunfact Grüne Blattsalate enthalten reichlich Chlorophyll. Der grüne Farbstoff hat antioxidative Wirkung, beschleunigt die Wundheilung und wirkt antibakteriell.

Rote-Bete-Carpaccio mit Sprossen

Für 2 Personen
ca. 10 Min.

2 vorgegarte Rote Bete • 2 EL Zitronensaft • 1 EL Olivenöl • 1 EL Leinöl (DHA und EPA) • gemahlener Anis • Sojasauce • Tabasco • 3 EL Walnüsse, gehackt • 2 EL Sprossen, gewaschen

- Rote Bete wenn nötig schälen, in sehr dünne Scheiben schneiden. Zwei große Teller damit auslegen.

- Mit Zitronensaft und den beiden Ölen benetzen. Anis darüberstäuben. Mit Sojasauce und Tabasco beträufeln. Zum Schluss Walnüsse und Sprossen auf den Tellern verteilen.

Immunfact Alle Arten von Sprossen enthalten Spermidin, eine Substanz, die die Zellreinigung in Gang setzt und das Immunsystem pusht. Probieren Sie mal knackige Alfalfasprossen oder die leicht scharfen Radieschensprossen.

» Rote-Bete-Carpaccio mit Sprossen

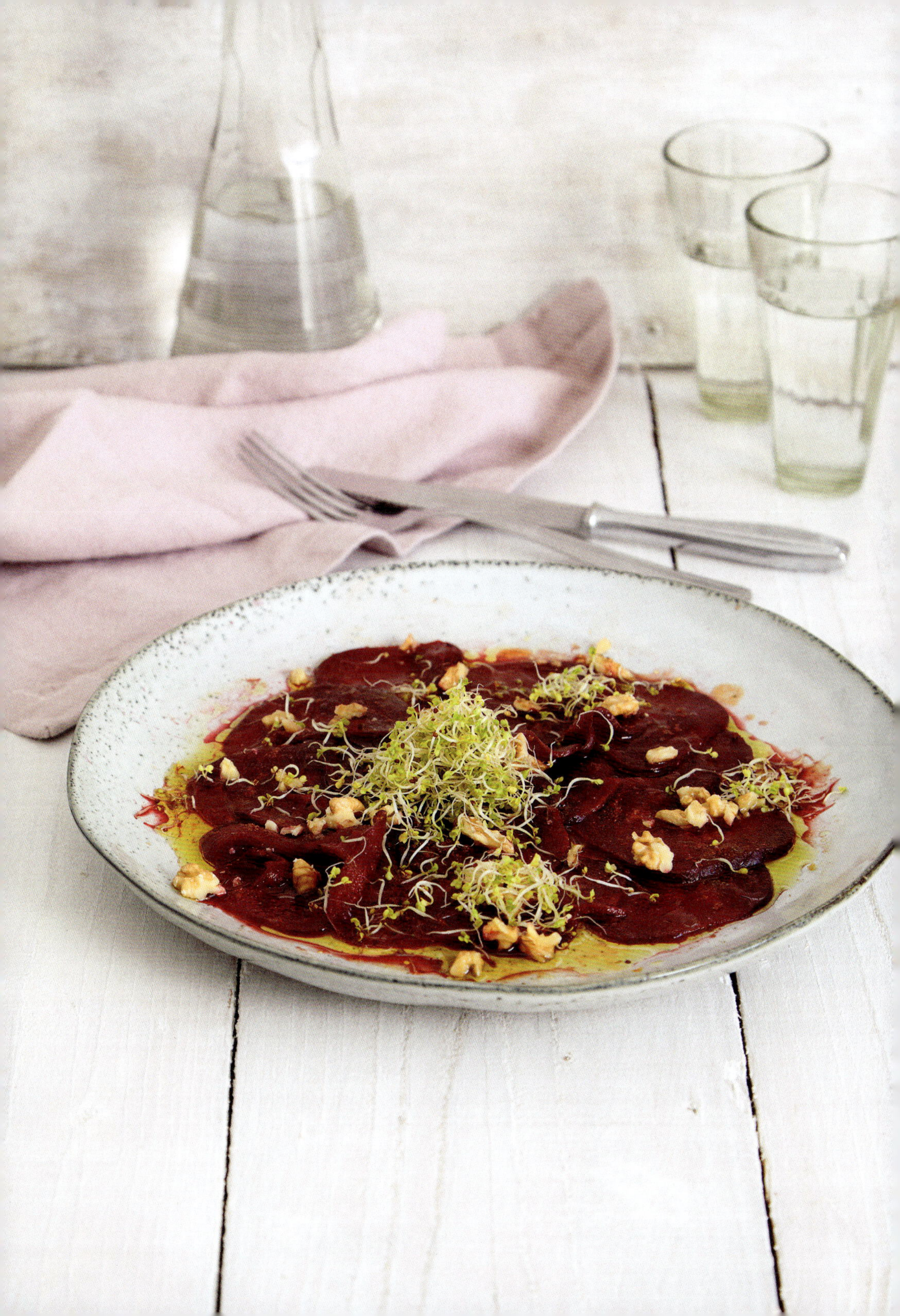

Minutenschnitzel von der Bio-Pute mit Möhren-Curry

Für 2 Personen

ca. 35 Min.

- 6 kleine, dünne Bio-Putenschnitzel (à ca. 40 g), vom Metzger sehr dünn schneiden lassen
- 1 haselnussgroßes Stück Kurkumawurzel
- 1 Knoblauchzehe
- 4 Möhren
- 1 Kohlrabi
- 2 EL Kokosöl
- 100 ml Kokosmilch
- 100 ml Gemüsebrühe
- 1 TL Curry
- Chiliflocken
- 2 EL Olivenöl
- Salz
- schwarzer Pfeffer
- ½ Bund Kerbel (ersatzweise: glatte Petersilie)

- Fleisch abtupfen. Kurkumawurzel schälen. Knoblauch pellen. Beides sehr fein hacken. Möhren schälen, schräg in Scheiben schneiden. Kohlrabi schälen, in Stifte schneiden.

- Kokosöl in einem Wok erhitzen. Kurkuma und Knoblauch darin unter Rühren anschwitzen. Vorbereitetes Gemüse zugeben und mitbraten. Nach ca. 5 Minuten mit der Kokosmilch und der Brühe ablöschen. Mit Curry und Chili würzen und zugedeckt ca. 7 Minuten köcheln lassen.

- In einer zweiten Pfanne das Olivenöl erhitzen. Die Schnitzel darin pro Seite 1–2 Minuten kross braten. Gemüse abschmecken, ohne Deckel kurz einkochen lassen. Putenschnitzel mit dem Gemüsecurry servieren und mit Kerbelblättchen bestreuen.

Immunfact Kurkuma pflegt die Darmflora und stimuliert immunsteigernde, körpereigene Substanzen.

Tipp Für eine vegane Variante einfach dünn geschnittene Tofuscheiben in Olivenöl anbraten. Mit Sojasauce würzen und zum Curry reichen.

Pellkartoffeln mit Spargel und Lachs

Für 2 Personen
ca. 30 Min.

8 kleine, festkochende Kartoffeln • Salz • 500 g weißer oder grüner Spargel • 1 Prise Zucker • 150 g Bio-Räucherlachs, in feine Scheiben geschnitten • Butter zum Verfeinern • 2 EL Schnittlauch, in Röllchen geschnitten

- Kartoffeln schrubben und in gesalzenem Wasser mit Schale ca. 25 Minuten gar kochen. Abgießen und abdampfen lassen.

- Spargel putzen, schälen, Enden abschneiden und in Wasser mit einer Prise Zucker ca. 8 Minuten bissfest garen.

- Kartoffeln, Spargel und Lachs auf 2 Tellern anrichten. Etwas Butter auf den heißen Spargel geben. Mit Schnittlauchröllchen bestreuen.

Immunfact Lachs und andere Fettfische sind reich an Omega-3-Fettsäuren. Sie wirken im Körper antientzündlich und sind unabkömmlich für ein intaktes Immunsystem.

Möhren-Mandel-Kuchen mit Orange

Für 1 Springform (24 cm ∅)
ca. 20 Min. plus 25 Min. Backzeit

4 Möhren • 4 Eier • Salz • 320 g gemahlene Mandeln • 2 EL Stärkemehl • 150 g Vollrohrzucker • 1 Päckchen Vanillezucker • 1 Bio-Orange (Saft und abgeriebene Schale)

- Backofen auf 175 Grad vorheizen. Möhren schälen und fein raspeln. Eier trennen. Eiweiß mit einer Prise Salz sehr steif schlagen.

- Eigelb, Möhrenraspel und die restlichen Zutaten in einer Schüssel gut verrühren. Zum Schluss den Eischnee unterheben.

- Die Springform fetten. Den Teig hineingeben und glattstreichen. Rost in die mittlere Schiene schieben. Springform daraufstellen und den Kuchen ca. 20–25 Minuten backen.

- Mit einem Messer rundherum lösen. Auf dem Rost auskühlen lassen.

Immunfact Gesünder kann ein Kuchen nicht sein. Viele Ballaststoffe, wenig Zucker, wenig Kalorien. Nasch dich fit!

SOMMER

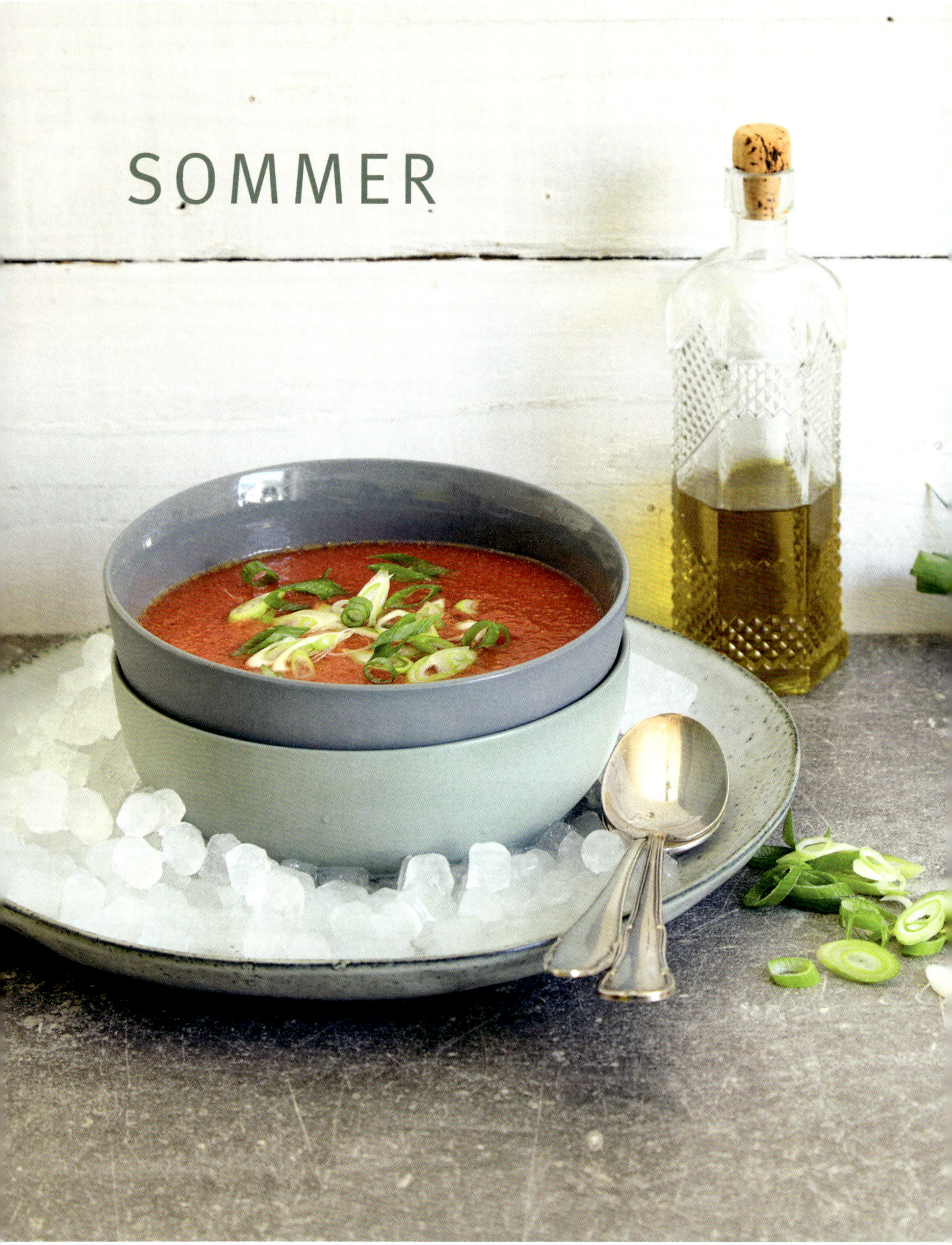

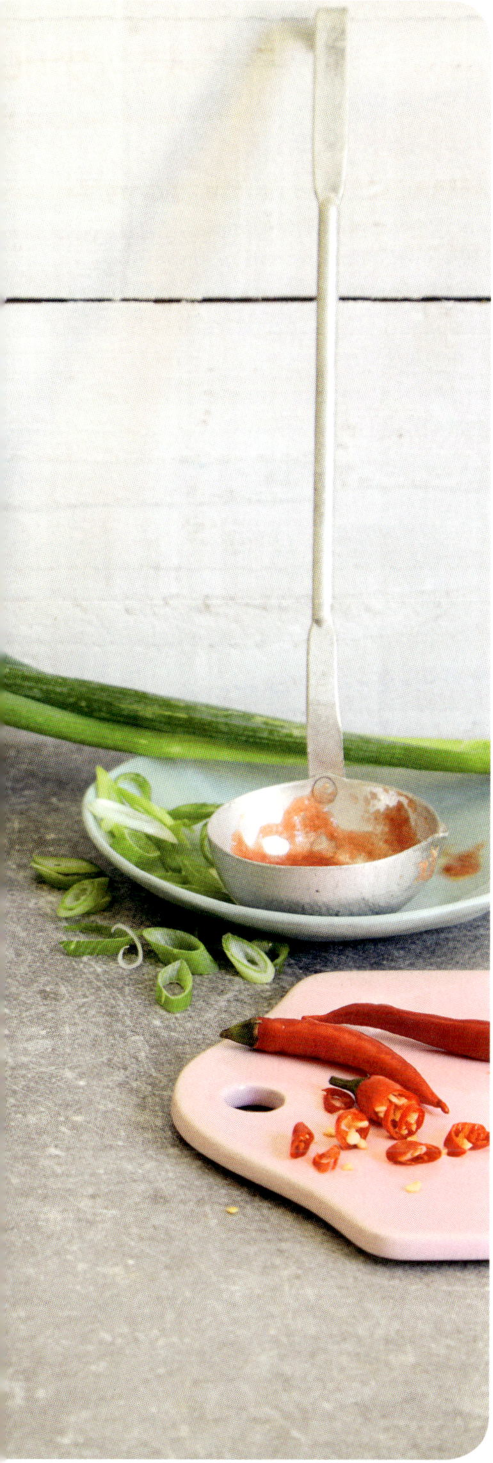

Gazpacho mit Melone und Chili

Für 2 Personen
ca. 20 Min.

1 Scheibe Vollkorn-Dinkel-Toast • 8 Tomaten • ½ rote Spitzpaprika • 150 g Wassermelonenfruchtfleisch • 1 Minigurke • 1 EL Zitronensaft • 1 EL Olivenöl • Steinsalz • schwarzer Pfeffer • 1 Prise Vollrohrzucker • Chiliflocken • 1 Frühlingszwiebel

- Brot in Würfel schneiden. Tomaten mit kochendem Wasser überbrühen, häuten, entstrunken und zerkleinern. In ein Püriergefäß geben.

- Paprika schälen und in Stücke schneiden. Melonenfruchtfleisch entkernen und grob würfeln. Gurke schälen, entkernen und in Stücke schneiden. Alles zu den Tomaten geben.

- Zitronensaft, Öl, Salz, Pfeffer und Zucker zugeben und gleichmäßig pürieren. Zum Schluss Toastwürfel zufügen und nochmals kurz durchpürieren.

- Melonen-Gazpacho abschmecken, nach Belieben Chili zugeben. Frühlingszwiebel in hauchfeine Ringe schneiden und vor dem Servieren darüberstreuen.

Immunfact Die erfrischende Sommersuppe enthält Carotinoide plus antibakterielles Capsaicin aus Chilischoten.

Die Food-Helden im Sommer

Nun stellen wir Ihnen unsere Top-Lebensmittel vor, mit denen Sie im Sommer Ihr Immunsystem fit halten können.

Rote und blaue Beeren

Heidelbeeren, Erdbeeren, Johannisbeeren, Himbeeren und Kirschen sind tolles Futter für unser Immunsystem. Sie sind reichlich ausgestattet mit Vitamin C – mehr als Zitronen übrigens! Spitzenreiter sind schwarze und rote Johannisbeeren. Der Geschmack verrät es: Je säuerlicher, desto höher die Ausbeute an dem wichtigen Vitamin. Die Anthocyane, die roten, blauen oder violetten Pflanzenfarbstoffe, die die Beeren so hübsch aussehen lassen, haben es auch in sich: Sie haben eine stärker antioxidative Wirkung als Vitamin C und E, binden freie Radikale und wirken entzündungshemmend.

Melonen

Die typische Sommerfrucht hilft uns, durch ihren hohen Gehalt an mineralstoffreichem Wasser, unseren Flüssigkeitsbedarf zu decken. Damit sorgt sie auch für gut befeuchtete Schleimhäute; wichtig, um Erreger abzuwehren.

Rotes Fruchtgemüse

Die Farbe Rot steht für hochwirksame Farbstoffe, die die Pflanzen z. B. vor zu starker Sonneneinstrahlung schützen. Nehmen wir die Tomate: Sie reift im Sommer, doch wird die Sonne zu intensiv, kann sie nicht mal eben, wie wir Menschen, in den Schatten gehen. Sie schützt sich stattdessen von innen – mit dem roten Farbstoff Lykopin einem Carotinoid. Auch Chili, Paprika und andere rote Vertreter enthalten diese antioxidativ wirkenden Substanzen.

Wildkräuter

Jetzt sprießt auch mal ungewöhnliches Grün wie Löwenzahn, Brennnesseln, Brunnenkresse, wilde Rauke oder Rübstiel. Gerade bei wilden Vertretern ist der Gehalt an immunstimulierenden Substanzen hoch. Dazu gehört Chlorophyll, Folsäure, Magnesium, aber auch wertvolle Bitterstoffe. Sie unterstützen die Leber bei ihrer Entgiftungsarbeit. Entweder Sie ernten selbst im naturbelassenen Garten, in freier Natur oder Sie fragen auf dem Wochenmarkt oder im Bioladen nach den grünen Wilden.

Neue Kartoffeln

Endlich gibt es sie, die neue Ernte unserer Lieblingsknolle! Die schmecken besonders gut als Pellkartoffeln. Man muss sie aber nicht schälen – gut waschen und schrubben genügt. Die Pelle ist noch zart und stört nicht. Dafür stecken unter ihr die meisten Nährstoffe, etwa Magnesium, B-Vitamine und Kalium. Die Kartoffel ist eines unserer besten basischen Lebensmittel. Nur in einem ausgeglichenen.

Pellkartoffeln mit Wildkräuterdip

Für 2 Personen
ca. 30 Min.

8 kleine Kartoffeln • Steinsalz • 1 Handvoll Wildkräuter (z. B. Löwenzahn, wilde Rauke, Postelein oder Brunnenkresse) • 1 große, reife Avocado • 1–2 TL Zitronensaft • schwarzer Pfeffer • 2 TL Leinöl (DHA und EPA) • 1 EL Sesam

- Kartoffeln gut abschrubben und in Salzwasser ca. 25 Minuten garen. Abgießen, abkühlen lassen und pellen (oder Pelle mitessen).

- Inzwischen Wildkräuter waschen, verlesen und putzen. In feine Streifen schneiden. Avocadofruchtfleisch mit einer Gabel zerdrücken. Zitronensaft unterrühren. Mit Salz und Pfeffer abschmecken. Wildkräuter unterheben.

- Kartoffeln mit dem Kräuter-Avocado-Dip anrichten. Kartoffeln zerkleinern, mit dem Leinöl beträufeln, etwas Steinsalz und den Sesam daraufstreuen.

Immunfact Wildkräuter sind besonders reich an sekundären Pflanzenstoffen, die unser Immunsystem trainieren.

Wildkräuter-Salat mit Roter Bete

Für 2 Personen
ca. 20 Min.

2 Handvoll gemischte Wildkräuter • 1 Mini-Römersalat • 2 kleine Rote Bete mit Grün • 2 EL Sprossen • 2 TL körniger Senf • 1 TL flüssiger Honig oder Sirup • 2 EL Balsamico-Essig • 3 EL Olivenöl • 1 EL roter Fruchtsaft • Steinsalz • schwarzer Pfeffer • gemahlener Anis

- Kräuter waschen und verlesen, in mundgerechte Stücke zupfen. Römersalat putzen und zerteilen. Salate auf 2 Tellern verteilen.

- Rote Bete putzen, die zartesten Blätter abspülen und zum Salat geben. Knollen dünn schälen und in sehr feine Stifte schneiden. Auf dem Salat anrichten. Sprossen abspülen, leicht zerzupfen und ebenfalls auf den Salat geben.

- Restliche Zutaten verquirlen. Salat mit dem Dressing marinieren.

Immunfact Rote Bete ist reich an Betalainen, einer antioxidativen Stoffgruppe, die zell- und gefäßschützend wirkt. Roh genossen, versorgt sie uns außerdem mit Folsäure, einem wichtigen B-Vitamin.

Kabeljau auf Fenchel-Paprika-Gemüse

Für 2 Personen
ca. 25 Min.

2 Kabeljaufilets (à ca. 150 g) • Kräutersalz • schwarzer Pfeffer • 1 Fenchelknolle • 1 rote Paprikaschote • 3 Tomaten • 1 Zwiebel • 2 EL Olivenöl • gemahlener Anis • gemahlener Schabziger Klee oder Liebstöckel • 200 ml Gemüsebrühe • 1 EL Dill, fein geschnitten

- Kabeljaufilets abtupfen, salzen und pfeffern. Fenchel putzen, in dünne Scheiben schneiden, Paprika putzen und in Streifen schneiden. Tomaten in Scheiben schneiden. Zwiebel schälen, halbieren und in Streifen schneiden.

- Gemüse unter Rühren 5 Minuten in Öl andünsten. Mit Salz, Pfeffer, Anis und Schabziger Klee würzen. Brühe angießen, einmal aufkochen lassen.

- Dann den Fisch auf das Gemüse legen und zugedeckt bei schwacher Hitze und geschlossenem Topf je nach Dicke des Filets 7–10 Minuten dämpfen. Gemüse und Fisch auf Tellern anrichten. Mit Dill bestreuen.

Immunfact Reichlich buntes Gemüse versorgt uns mit sekundären Pflanzenstoffen wie Carotinoiden, ätherischen Ölen und Ballaststoffen für eine intakte Abwehr.

Melonen-Eisberg-Salat mit Minze

Für 2 Personen
ca. 15 Min.

je 200 g gelbes und rotes Melonenfruchtfleisch (Galia- oder Cantaloupe- sowie Wassermelone) • ¼ Kopf Eisbergsalat • 3 Stiele Minze • je 1 EL Sonnenblumen- und Kürbiskerne (nach Belieben geröstet) • 1 EL Sahne • 1 EL Sojajoghurt • 1 TL Leinöl (mit DHA und EPA) • 2 EL Olivenöl • 1 EL Limettensaft • Steinsalz • schwarzer Pfeffer

- Melonenfruchtfleisch in Würfel schneiden. Eisbergsalat putzen und in Streifen schneiden. Minzblättchen abzupfen, abspülen und in feine Streifen schneiden.

- Vorbereitete Zutaten auf 2 Teller verteilen. Kerne darüber streuen.

- Für das Dressing alle restlichen Zutaten verquirlen, auf dem Salat verteilen. Nach Belieben noch etwas Pfeffer darübermahlen.

Immunfact Melone enthält fast keine Kalorien, dafür aber viel mineralstoffreiches Wasser. Die gelben und roten Fruchtfarben enthalten wertvolle Schutzstoffe fürs Immunsystem.

Linsen-Eintopf mit Aubergine und Joghurt-Dip

Für 2 Personen
ca. 35 Min.

- 1 Knoblauchzehe
- 1 haselnussgroßes Stück Ingwer
- 1 haselnussgroßes Stück Kurkumawurzel
- ½ rote Paprikaschote
- 1 kleine Aubergine
- 4 Tomaten
- 2 EL Olivenöl
- 50 g rote Linsen
- 400 ml Gemüsebrühe
- 2–3 EL mildes Ajwar (Paprikapaste aus dem Glas)
- 4 Datteln, entsteint, geviertelt
- Salz
- Chiliflocken
- 100 g Sojajoghurt
- je 1 TL Saft und abgeriebene Schale von 1 Biolimette
- 1 TL Curry
- 1 Prise gemahlener Koriander
- 1 Prise gemahlener Kreuzkümmel

- Knoblauch, Ingwer und Kurkumawurzel schälen und fein hacken. Paprika putzen, in feine Streifen schneiden. Aubergine würfeln. Tomaten vierteln.

- Knoblauch, Ingwer und Kurkuma im heißen Olivenöl in einem großen Topf unter Rühren anbraten. Vorbereitetes Gemüse, bis auf die Tomaten, zugeben und unter Rühren 5 Minuten weiterbraten. Die Aubergine saugt das Öl sofort auf. Wenn man rührt, brennt aber nichts an und es entstehen leckere Röstaromen.

- Jetzt Linsen, Brühe, Ajwar, Datteln und Tomaten zugeben. Mit Salz und Chili würzen und zugedeckt ca. 20 Minuten bei geringer Hitze schmoren lassen.

- Inzwischen Joghurt mit den restlichen Zutaten und etwas Chili verrühren.

- Deckel vom Eintopf nehmen, nochmals kurz einköcheln lassen. Abschmecken und mit dem Joghurt-Dip servieren.

Immunfact Tomaten enthalten den wichtigen Immunstoff Lykopin. Chili und Paprika zusätzlich antibakterielles und antivirales Capsaicin. Alle drei zusammen liefern außerdem noch eine gute Portion Vitamin C.

Gefüllte Paprikaschoten mit Amaranth und Cranberries

Für 2 Personen
ca. 35 Min.

- 150 g Amaranth
- 300 ml Gemüsebrühe und etwas mehr zum Angießen
- 4 rote Paprikaschoten
- 100 g Räuchertofu
- 1 EL Olivenöl
- 4 EL getrocknete Cranberries
- Steinsalz
- 2–3 Prisen gemahlener Piment
- 2–3 Prisen gemahlener Anis
- 2–3 Prisen gemahlener Ingwer
- Chiliflocken nach Belieben
- 4 TL Leinöl (DHA und EPA)

● Amaranth in der Brühe ca. 15 Minuten vorkochen. Kurz ziehen lassen.

● Inzwischen Paprika waschen, abtrocknen, oben einen Deckel abschneiden. Vorsichtig die Kerne entfernen, dabei nicht das Fruchtfleisch verletzen. Tofu in mundgerechte Stücke schneiden.

● Olivenöl, Cranberries und Gewürze unter das Amaranth rühren, abschmecken. Tofustücke unterheben. Die Mischung gleichmäßig in die Paprikaschoten einfüllen. Paprikadeckel aufsetzen.

● Schoten in einen großen Topf setzen, so viel Brühe angießen, dass der Boden bedeckt ist. Bei mittlerer Hitze zugedeckt ca. 25 Minuten garen. Wenn nötig, zwischendurch mehr Flüssigkeit angießen, damit die Schoten nicht anbrennen.

● Fertige Schoten aus dem Topf heben und servieren. Auf jede Schote 1 TL Leinöl geben.

Immunfact Amaranth enthält den Wunderstoff Spermidin. Eine Substanz, die unser Erbgut regeneriert, entzündungshemmend und krebsvorbeugend wirkt.

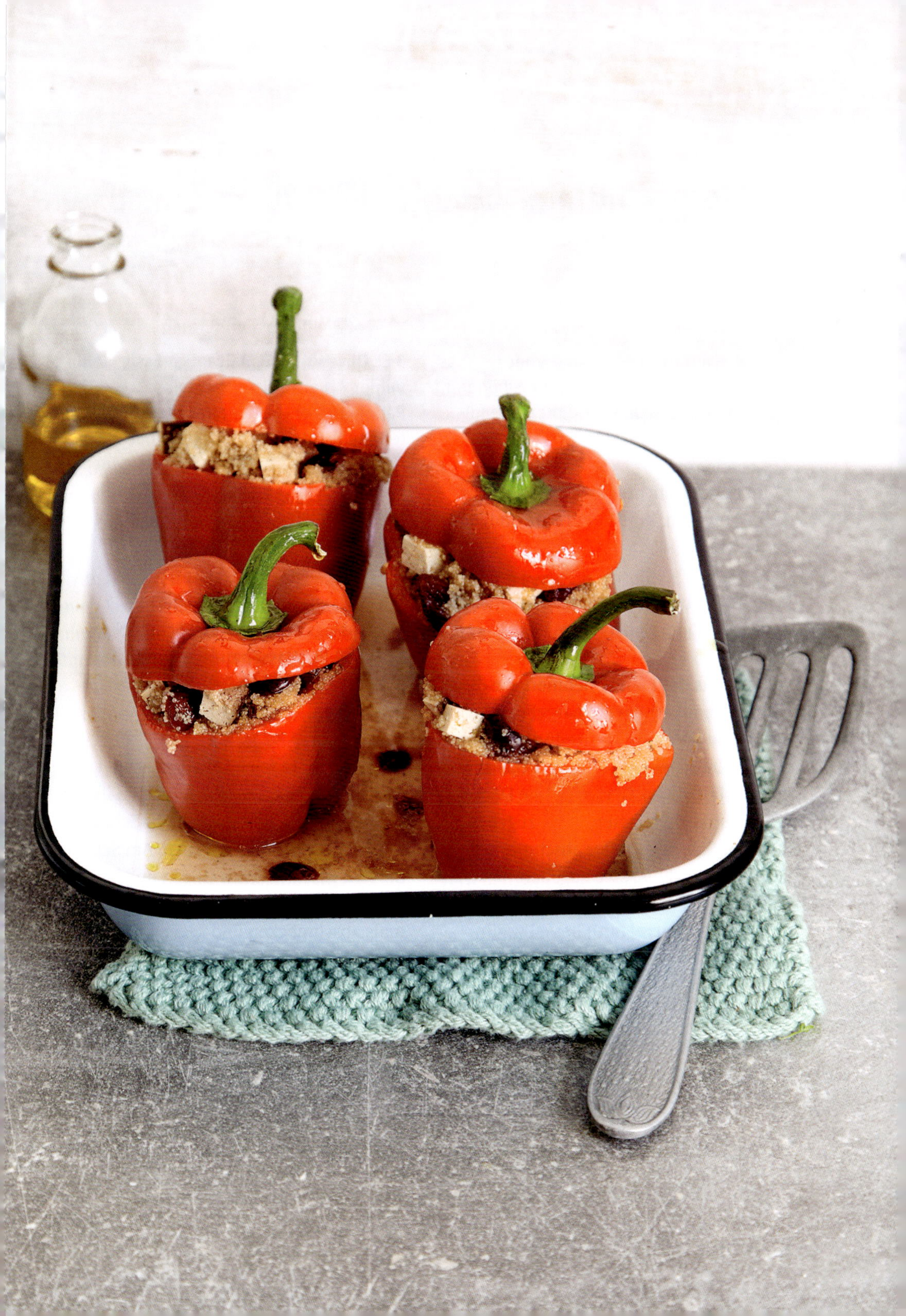

HERBST

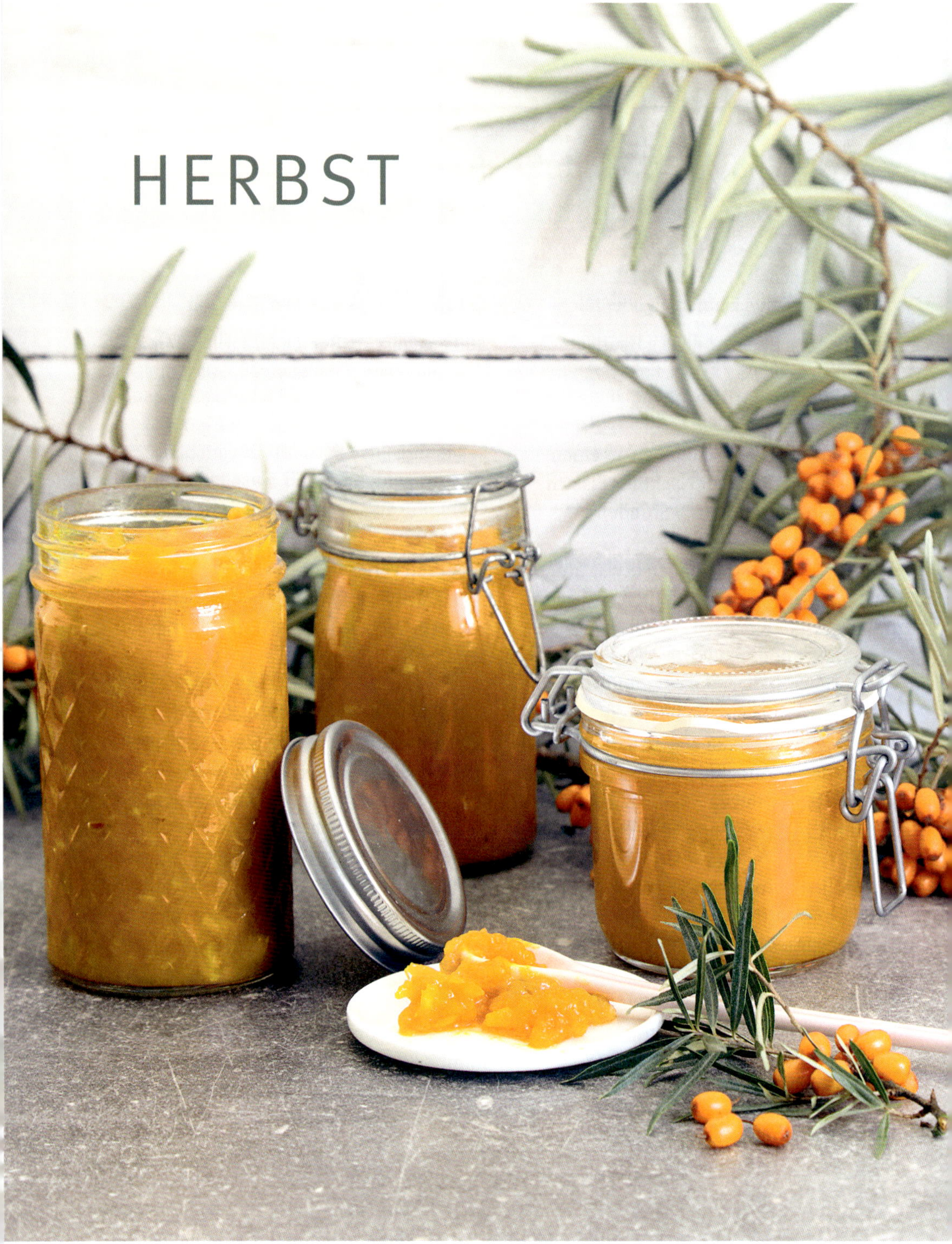

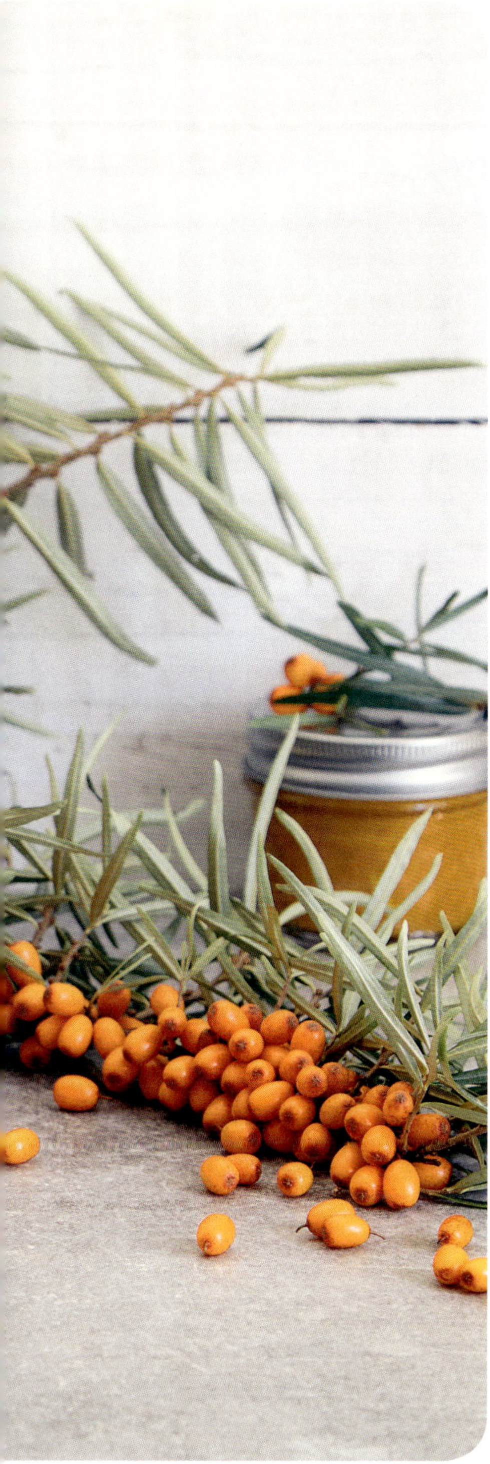

Sanddorn-Aufstrich

Für 2 Personen

ca. 20 Min. plus 2 Std. Ziehzeit

4 Äpfel • 1 walnussgroßes Stück Ingwer • 1 haselnussgroßes Stück Kurkumawurzel • 200 ml Sanddornsaft (gekauft oder selbst gemachter Sanddornsaft) • 1 Bio-Limette (Saft und abgeriebene Schale) • 250 g Gelierzucker 2:1

- Äpfel schälen und raspeln. Ingwer und Kurkuma ebenfalls schälen und sehr fein reiben.

- Alles mit den restlichen Zutaten in einen großen Topf geben, gut verrühren und 2 Stunden zugedeckt ziehen lassen.

- Zum Kochen bringen und unter ständigem Rühren 3 Minuten sprudelnd kochen lassen.

- In saubere Gläser mit Schraubverschluss abfüllen. 5 Minuten auf dem Kopf stehen lassen. Der Aufstrich ist mehrere Monate haltbar.

Immunfact Sanddorn ist eine der Vitamin-C-reichsten heimischen Pflanzen. Kombiniert mit Ingwer und Kurkuma ist er ein echter Erkältungskiller.

Die Food-Helden im Herbst

Die Jahreszeit des Erntens und Sammelns z. B. von Waldbewohnern, die weder Tier, noch im klassischen Sinne Pflanzen sind: Pilze ernähren sich nicht durch Photosynthese und bilden kein Chlorophyll.

Pilze

Einer ihrer vielen gesundheitlichen Pluspunkte ist der hohe Gehalt an Spermidin (vor allem in Champignons, Kräuterseitlingen, Shiitakepilzen). Die aktuell stark beforschte Substanz regt eine intensive Reinigung und Regeneration der Zellen an und verbessert so die Immunabwehr. Dazu kommen viel B-Vitamine, Eiweiß, Kupfer und Vitamin D.

Kürbis

Im Herbst stehen sie wieder vor so manchem Haus: ausgehöhlte Kürbisse mit geschnitzten Fratzen, von innen mit Kerzen beleuchtet. Sie taugen allerdings nicht nur als Halloween-Deko, sondern haben auch in der Küche gehörig was zu bieten. Kürbisse wie Hokkaido, Butternut oder der flache Muskatkürbis sind reich an den Antioxidanzien Betacarotin, Vitamin C und E sowie Magnesium. Da man von Kürbis als Gemüse oder in einer Suppe leicht mehrere 100 g verzehren kann, kommen auch beträchtliche Mengen dieser Vitalstoffe zusammen. Dabei sind die gesunden Riesen leicht verdaulich und reich an Ballaststoffen.

Apfel, Birne & Co.

Endlich gibt es reichlich Auswahl an heimischem Obst! Äpfel, Birnen, Zwetschgen oder Quitten sind jetzt reif und besonders leicht verdaulich. Der Apfel ist ein kleines Gesundwunder: Neben einer ausgewogenen Mischung an Vitaminen und Mineralstoffen ist der hohe Ballaststoffgehalt zu loben. Ein geriebener Apfel ist z. B. ein bewährtes Hausmittel gegen Durchfall. Mit seinen Polyphenolen und Flavonoiden kann er sogar das Krebsrisiko mindern. Als Zwischenmahlzeit ist der Apfel super: Durch das intensive Kauen werden Verdauungsenzyme aktiviert, die Zähne gereinigt und eine gute Sättigung erzielt. Auch Birnen, Zwetschgen, Pflaumen oder Quitten punkten mit einer Vielzahl an sekundären Pflanzenstoffen.

Superfrüchte

Wer bei Superfood an Goji-Beeren und andere Exoten aus fernen Ländern denkt, verkennt die heimischen Helden. Früchte wie Sanddorn, Hagebutte und Weintrauben wachsen hierzulande. Der polyphenolreiche Granatapfel stammt immerhin aus Europa und muss nicht wie die Goji-Beere aus China importiert werden. Die sauren Strauchfrüchte Sanddorn und Hagebutte glänzen durch einen exorbitanten Vitamin-C-Gehalt. Den muss man sich allerdings mühsam erkämpfen. Denn die Früchte sind roh nicht genießbar. Leichter machen es uns Trauben und Granatäfel. Sie lassen sich wunderbar für

Sanddornsaft selbst machen

Ein ganz besonderer Tipp: Wer zwischen Anfang September und Mitte Oktober durch die Natur streift, findet mit Glück reife Sanddornbeeren am Wegesrand. Zugegeben: Hier sind die Norddeutschen im Vorteil, denn besonders häufig findet man »die Zitrone des Nordens« in den kargen Landschaften der Küsten. Die kleinen Vitamin-C-Kugeln sind nicht leicht zu ernten. Am besten schneiden Sie mit einer Astschere dicht befruchtete Zweige ab und nehmen sie im Ganzen mit. Wegen der Stacheln lieber mit Handschuhen arbeiten. Zu Hause die Zweige mit den Beeren über Nacht ins Eisfach legen. Dann lassen sich die Beeren am nächsten Tag leicht abschlagen. Dazu in eine Tüte packen, damit sie nicht in der ganzen Küche herumkullern. Die Beeren waschen und aufkochen. Dabei platzen sie auf und geben ihren Saft ab. Die Mischung dann durch ein Sieb streichen, den Saft auffangen. Mit einem Teil Zucker und zwei Teilen Sanddornsaft einkochen und in heiß ausgespülte Flaschen abfüllen. Eine fitte Idee: Sanddornsaft in einen Eiswürfelbehälter füllen und die Sanddorn-Würfel für Dressings, Müslis, Sommer-Drinks oder Smoothies verwenden. Ein prima Immun-Shot! Achtung: In Naturschutzgebieten darf Sanddorn nicht geerntet werden.

Salate und Desserts verwenden und sind prallgefüllt mit Zellschutzstoffen wie Resveratrol oder Anthocyanen.

Wunderwurzeln

Die asiatischen Wurzelgewürze Ingwer und Kurkuma sind die reinste Medizin fürs Immunsystem. Neben Vitaminen, Mineralstoffen und Spurenelementen sind vor allem zwei Substanzen herausragend. Beim Ingwer ist es das für die Schärfe verantwortliche Gingerol, ein ätherisches Öl mit stark entzündungshemmender, antibakterieller Wirkung. Bei der Kurkumawurzel spielt der gelbe Farbstoff die größte Rolle für die Abwehrkräfte. Er dient der Pflanze als Schutzstoff gegen Krankheitserreger und Bakterien. Aber auch wir Menschen profitieren von diesem Superstoff. Beide Wurzeln können geschält, gehackt oder gerieben und mitgedünstet werden. Wenn man sie roh vorsichtig durch eine Knoblauchpresse drückt, erhält man tropfenweise ihren wertvollen Saft, den man hin und wieder, etwas verdünnt, einfach so einnehmen kann. Beide Wurzeln können natürlich auch gemahlen als Gewürz eingesetzt werden.

Kürbis-Dinkel-Brötchen

Für ca. 10 Brötchen
ca. 20 Min. plus 45 Min. Gehzeit und 25 Min. Backzeit

1 großer Hokkaido • Salz • 400 g Dinkelmehl • ½ Päckchen Backpulver • 1 EL Kurkuma • 1 Päckchen Trockenhefe

- Vom Kürbis 500 g abwiegen. Die Hälfte in grobe Stücke schneiden, in Salzwasser 10 Minuten weich kochen. Abgießen und pürieren. Rest auf der Küchenreibe raspeln.

- Mehl, Backpulver, Kurkuma und 1 TL Salz in einer Schüssel mischen. Hefe mit 3 EL lauwarmem Wasser verrühren und zugeben. Kürbismus, -raspel und ca. 130 ml lauwarmes Wasser zugeben und alles gut verkneten. Zugedeckt ca. 30 Minuten an einem warmen Ort gehen lassen.

- Backofen auf 200 Grad vorheizen. Aus dem Teig mit bemehlten Händen ca. 10 gleich große Brötchen formen, auf ein mit Backpapier ausgelegtes Blech setzen, nochmals 15 Minuten gehen lassen. Auf der Oberseite kreuzweise einschneiden und in 20–25 Minuten goldbraun backen. Auf einem Rost auskühlen lassen.

Immunfact Kürbis enthält besonders viel Carotin, die Vorstufe von Vitamin A. Davon profitieren vor allem die Augen.

Nussjoghurt mit Trauben und Zwetschgen

Für 2 Personen
ca. 10 Min.

400 g Soja- oder Kokosjoghurt • 1 EL gemahlene Haselnüsse (ersatzweise: Mandeln) • 1 TL Ahornsirup • 1 Handvoll helle Trauben • 6 Zwetschgen • 2 EL Haselnussblättchen (oder Mandeln), nach Belieben geröstet

- Joghurt mit den gemahlenen Nüssen verrühren, süßen und auf 2 Schälchen verteilen.

- Trauben und Zwetschgen abspülen, trocknen und vierteln. Auf dem Joghurt anrichten. Zum Schluss die Nussblättchen darüberstreuen.

Immunfact Ein Frühstück oder eine Zwischenmahlzeit voller Polyphenole und Ballaststoffe, die dem Darm schmeicheln und die Abwehrkräfte auf Vordermann bringen.

» Nussjoghurt mit Trauben und Zwetschgen

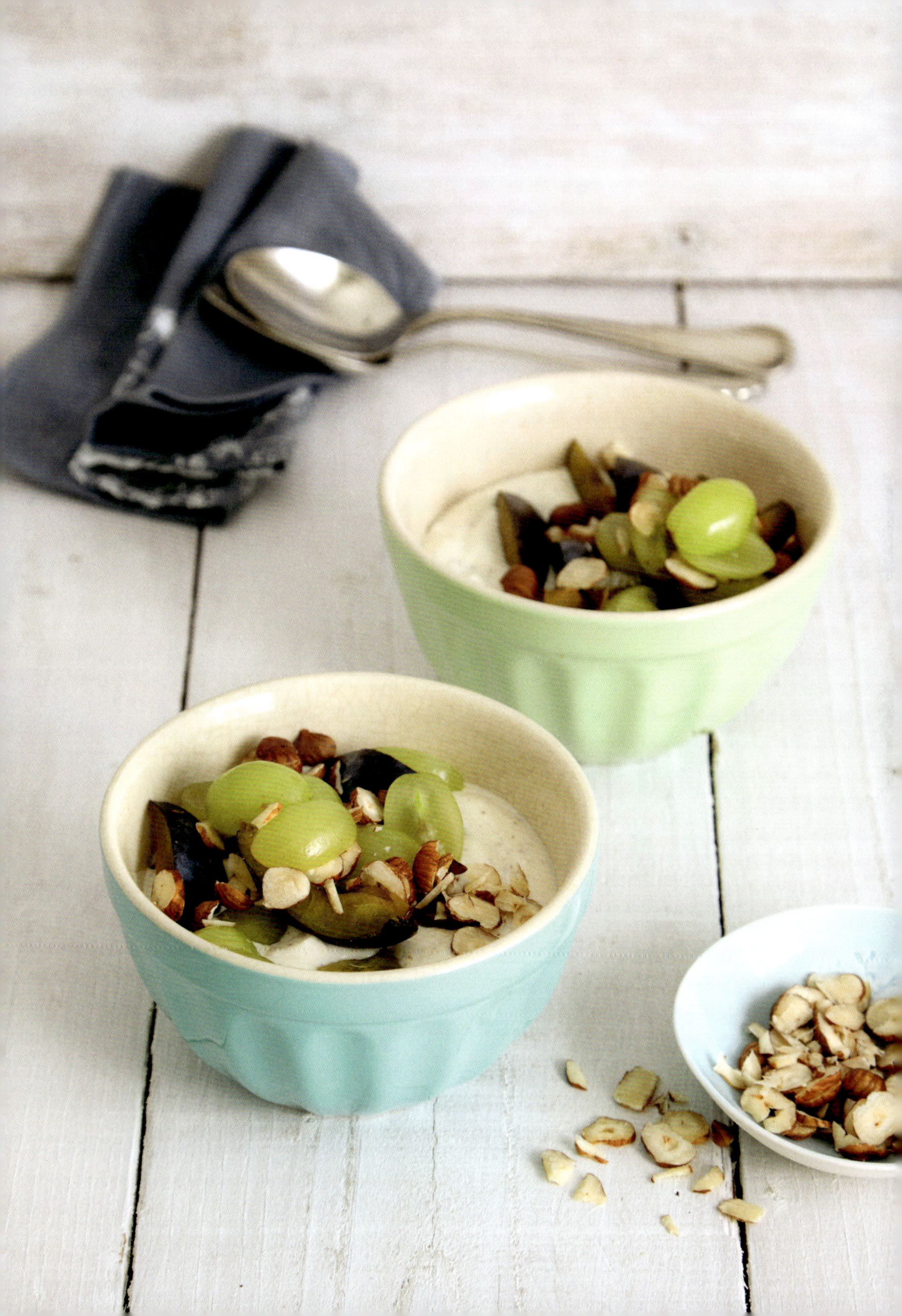

Orientalischer Reis-Salat mit Granatapfel

Für 2 Personen

ca. 20 Min.

200 g vorgekochter Vollkornreis • 1 Granatapfel • 50 g blaue Trauben • 1 kleine Zucchini • 2 TL Leinöl (mit DHA und EPA) • 2 EL Olivenöl • 1 EL Limettensaft • 3 EL Sojasauce • 2–3 Spritzer Tabasco • je 1–2 MSP gemahlener Piment, Anis, Zimt • 2 EL Haselnüsse, gehackt • 1 haselnussgroßes Stück Ingwer

- Reis mit einer Gabel etwas auflockern. Granatapfel halbieren, eine Hälfte mit der Zitruspresse entsaften, aus der anderen die Fruchtkerne herauslösen. Trauben gut waschen, halbieren. Zucchini putzen, auf der Küchenreibe grob raspeln.

- Öle, Limettensaft, Granatapfelsaft, Sojasauce und Tabasco zum Reis geben und gut vermischen. Mit Piment, Anis und Zimt würzen. Fein geriebenen Ingwer untermischen.

- Früchte, Zucchini und Haselnüsse unterheben. 15 Minuten durchziehen lassen.

Immunfact Granatapfel und Trauben enthalten Polyphenole wie Resveratrol und OPC (Oligomere Proanthocyanidine), die antiviral wirken.

Hokkaido-Mango-Suppe mit Kokosmilch

Für 2 Personen

ca. 25 Min.

400 g Kürbisfruchtfleisch • ½ reife Mango • 1 kleine Zwiebel • 1 haselnussgroßes Stück Ingwer • 1 haselnussgroßes Stück Kurkumawurzel • 2 EL Olivenöl • 200 ml Gemüsebrühe • 200 ml Kokosmilch • Steinsalz • schwarzer Pfeffer • je 1 Prise gemahlener Anis, Zimt und Piment • 5 EL Orangensaft • 2 TL Leinöl (mit DHA und EPA)

- Kürbis in grobe Stücke schneiden. Mangofruchtfleisch würfeln. Zwiebel, Ingwer und Kurkuma schälen und fein hacken.

- Zwiebel, Ingwer und Kurkuma in Öl andünsten. Kürbis zugeben und unter Rühren 5 Minuten mitdünsten. Dann Mango, Brühe und Kokosmilch zugeben, zum Kochen bringen. Mit Salz, Pfeffer, Anis, Zimt und Piment würzen und zugedeckt ca. 10 Minuten köcheln lassen.

- Suppe leicht abkühlen lassen und pürieren. Orangensaft unterziehen und nochmals abschmecken. Vorm Verzehr Leinöl darüberträufeln.

Immunfact Ingwer und Kurkuma sind Immunpower pur. Kürbis steckt voller Carotinoide und darmfreundlicher Ballaststoffe.

Quinoa-Pfanne mit Kräuterseitlingen und Champignons

Für 2 Personen
ca. 35 Min.

- 100 g Quinoa (besonders hübsch: Tricolore)
- 300 ml Gemüsebrühe
- 1 Knoblauchzehe
- 1 rote Zwiebel
- 1 Stange Lauch
- 100 g rosa Champignons
- 100 g Kräuterseitlinge
- 6 getrocknete Tomaten in Öl
- 2 EL Olivenöl
- 3 EL Sahne
- Kräutersalz
- schwarzer Pfeffer
- gemahlener Schabzigerklee (ersatzweise: Liebstöckel)

● Quinoa in einem kleinen Topf in der Brühe ca. 20 Minuten zugedeckt garen.

● Inzwischen Knoblauch abziehen und hacken, Zwiebel schälen, in Streifen schneiden, Lauch putzen, in Ringe schneiden.

● Pilze mit einem Küchentuch säubern, putzen, in mundgerechte Stücke schneiden. Getrocknete Tomaten würfeln.

● Öl in einer großen Pfanne oder einem Wok erhitzen. Knoblauch und Zwiebel darin unter Rühren 2–3 Minuten anbraten. Lauch und Pilze zugeben und 7–8 Minuten weiterbraten.

● Sahne und getrocknete Tomaten zum Quinoa geben, mit Salz, Pfeffer und Schabzigerklee kräftig würzen. Im offenen Topf unter Rühren noch etwas einkochen lassen.

● Quinoa auf Tellern anrichten. Pilzmischung daraufgeben. Nach Belieben Pfeffer darübermahlen.

Immunfact Pilze sind Top-Quelle für Spermidin, eine Substanz, die den Fasteneffekt ohne Fasten auslösen kann!

Veggie-Burger mit Austernpilzen

Für 2 Personen
ca. 20 Min.

- 4–6 große Austernpilze (je nach Größe)
- ½ Gemüsezwiebel
- 1 kleine Handvoll Rucola
- 1 Fleischtomate
- 1 EL Olivenöl
- Steinsalz
- schwarzer Pfeffer
- 2 flache Bio-Dinkelbrötchen
- 2 EL fertiges veganes grünes Pesto (aus dem Glas)
- 2 EL mildes Ajwar (Paprikapaste aus dem Glas)

● Pilze putzen und in flache Scheiben schneiden. Zwiebel in dünne Ringe schneiden. Rucola waschen. Aus der Mitte der Tomate zwei möglichst große, nicht zu dicke Scheiben schneiden. Rest würfeln.

● Öl in einer Pfanne erhitzen. Pilze darin pro Seite 3–4 Minuten kross braten (sie sollten vollständig gar sein). Zwiebelringe zugeben, einige Minuten anrösten. Alles salzen und pfeffern.

● Brötchen halbieren und toasten. Die unteren Hälften mit Pesto bestreichen, die oberen mit dem Ajwar. Die Unterhälften mit Zwiebelringen und gebratenen Pilzen belegen. Darauf je eine Tomatenscheibe legen, salzen und pfeffern. Mit Rucolablättern und dem Brötchendeckel abschließen.

● Burger auf Tellern anrichten. Tomatenwürfel dazugeben, salzen und pfeffern. Pesto und Ajwar nach Belieben zu den Burgern servieren.

Immunfact Pilze gehören zu den besten Quellen für Spermidin. Die Substanz gilt derzeit als einer der interessantesten aktuellen Entdeckungen für Zellgesundheit.

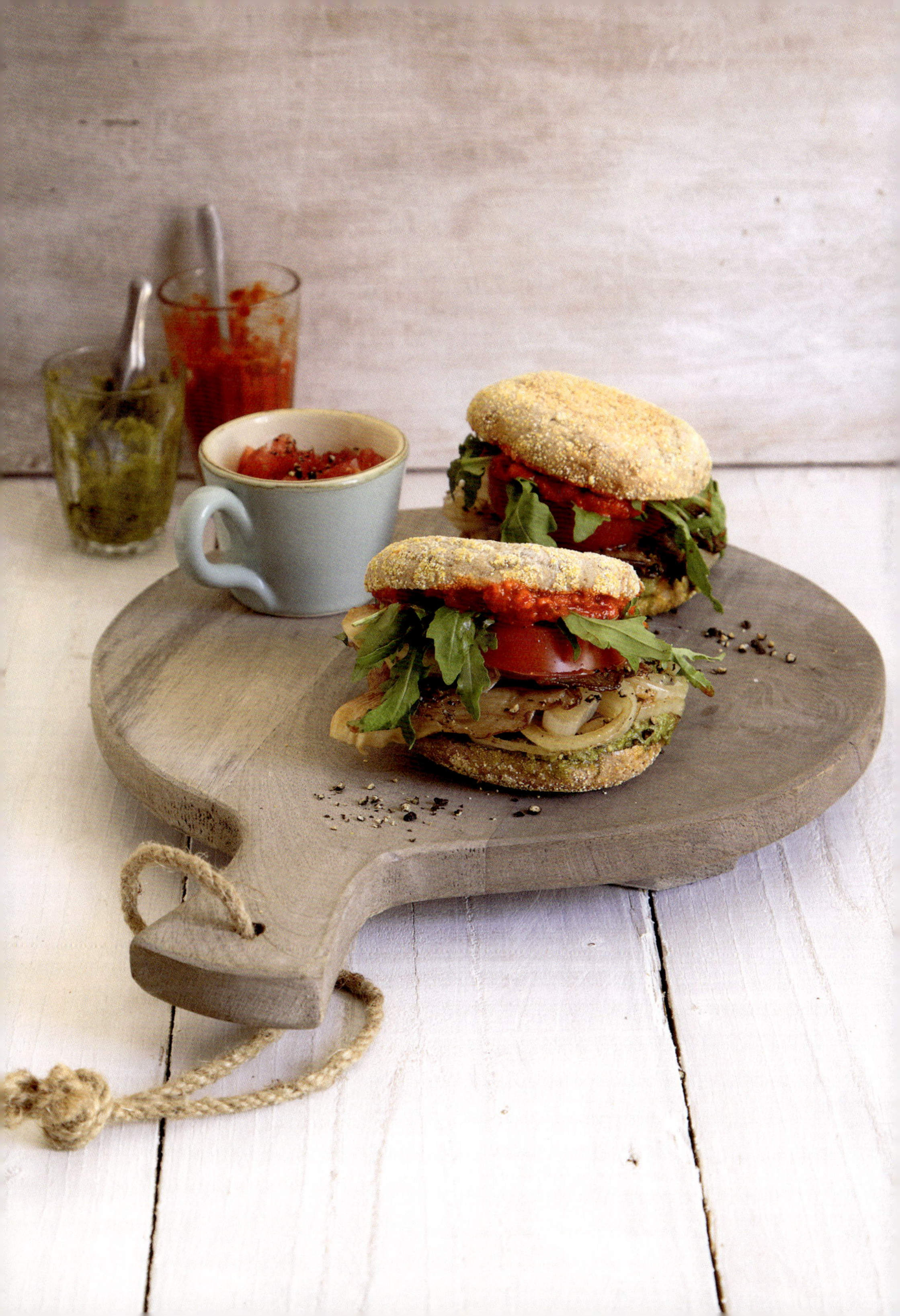

Zwetschgen-Zwiebel-Chutney zu Rindermedaillons

Für 3–4 kleine Gläser
ca. 60 Min.

- 500 g Zwetschgen
- 3 rote Zwiebeln
- 1 walnussgroßes Stück Ingwer
- 2 EL Olivenöl
- 50 ml roter Essig (Balsamico oder Rotwein)
- 100 ml Rotwein oder roter Fruchtsaft
- Steinsalz
- schwarzer Pfeffer
- 80 g Vollrohrzucker
- 2 TL Senfkörner
- ½ TL Zimt
- 3–4 Nelken
- 1 Lorbeerblatt
- Chiliflocken
- 2 Medaillons vom Bio-Weiderind (à ca. 100 g)

- Für das Chutney die Zwetschgen entsteinen und klein schneiden. Zwiebeln schälen, fein würfeln. Ingwer schälen und reiben.

- 1 EL Öl in einem großen Topf erhitzen. Zwiebeln und Ingwer darin anschwitzen.

- Zwetschgen und Flüssigkeiten in den Topf geben. Alle Würzzutaten zufügen. Einmal aufkochen, dabei gut verrühren. Zugedeckt 30–40 Minuten köcheln lassen.

- Zwischendurch kontrollieren, wie viel Flüssigkeit vorhanden ist. Ggf. etwas Wasser zugeben. Wenn das Chutney zu flüssig ist, ohne Deckel weiterkochen.

- Nelken und Lorbeerblatt aus dem Chutney entfernen. Abschmecken und gegebenenfalls nachwürzen. Zum Schluss kurz offen köcheln lassen. Sofort in saubere verschließbare Gläser füllen. Das Chutney ist mehrere Monate haltbar.

- Rindermedaillons im restlichen Öl unter Wenden 5–8 Minuten braten (je nach gewünschtem Gargrad). Mit dem Chutney anrichten. Dazu passt Salat.

Immunfact Zwetschgen enthalten besonders viele Ballaststoffe wie Zellulose und Pektin. Damit regulieren sie die Verdauung und stärken das Darm-Immunsystem.

Tipp Das Chutney schmeckt auch köstlich zu gebratenem Räuchertofu.

Räucherforelle auf Hirse-Zucchini-Salat mit gebratenen Champignons

Für 2 Personen
ca. 35 Min.

- 100 g Hirse (ca. 2 Tassen)
- 200 ml Gemüsebrühe
- 1 Zucchini
- 2 Knoblauchzehen
- 200 g Champignons
- 4 EL Olivenöl
- Kräutersalz
- schwarzer Pfeffer
- 8 längliche Kirschtomaten
- ½ Bund Liebstöckel (ersatzweise: Petersilie)
- 200 g geräucherte Bio-Forelle (aus nachhaltigem Fischfang)
- 2 EL Zitronensaft

Hirse in der Brühe zum Kochen bringen. 5 Minuten leise köcheln lassen. Danach zugedeckt ca. 20 Minuten quellen lassen, bis die Flüssigkeit aufgesogen ist und die Körnchen die richtige Bissfestigkeit haben.

Inzwischen Zucchini waschen, putzen und raspeln. Knoblauch abziehen und hacken. Pilze putzen und in Scheiben schneiden.

2 EL Öl in einer Pfanne erhitzen. Knoblauch und Pilzscheiben darin 5 Minuten anrösten. Kräftig salzen und pfeffern.

Tomaten in kleine Scheiben schneiden. Liebstöckel waschen, fein schneiden. Forelle portionieren.

Am Ende der Quellzeit die Zucchiniraspel und die gebratenen Pilze unter die Hirse mischen. Restliches Öl und Zitronensaft zufügen.

Kräftig mit Salz und Pfeffer abschmecken. Zum Schluss die Tomatenscheiben und den Liebstöckel unterheben. Mit der Forelle auf Tellern anrichten.

Immunfact Hirse ist super basisch, reich an Magnesium, Eisen und Silicium (Kieselsäure). Im Gegensatz zu anderen Getreidesorten ist sie schleimlösend und wirkt sich deshalb günstig auf die Atemwege aus.

WINTER

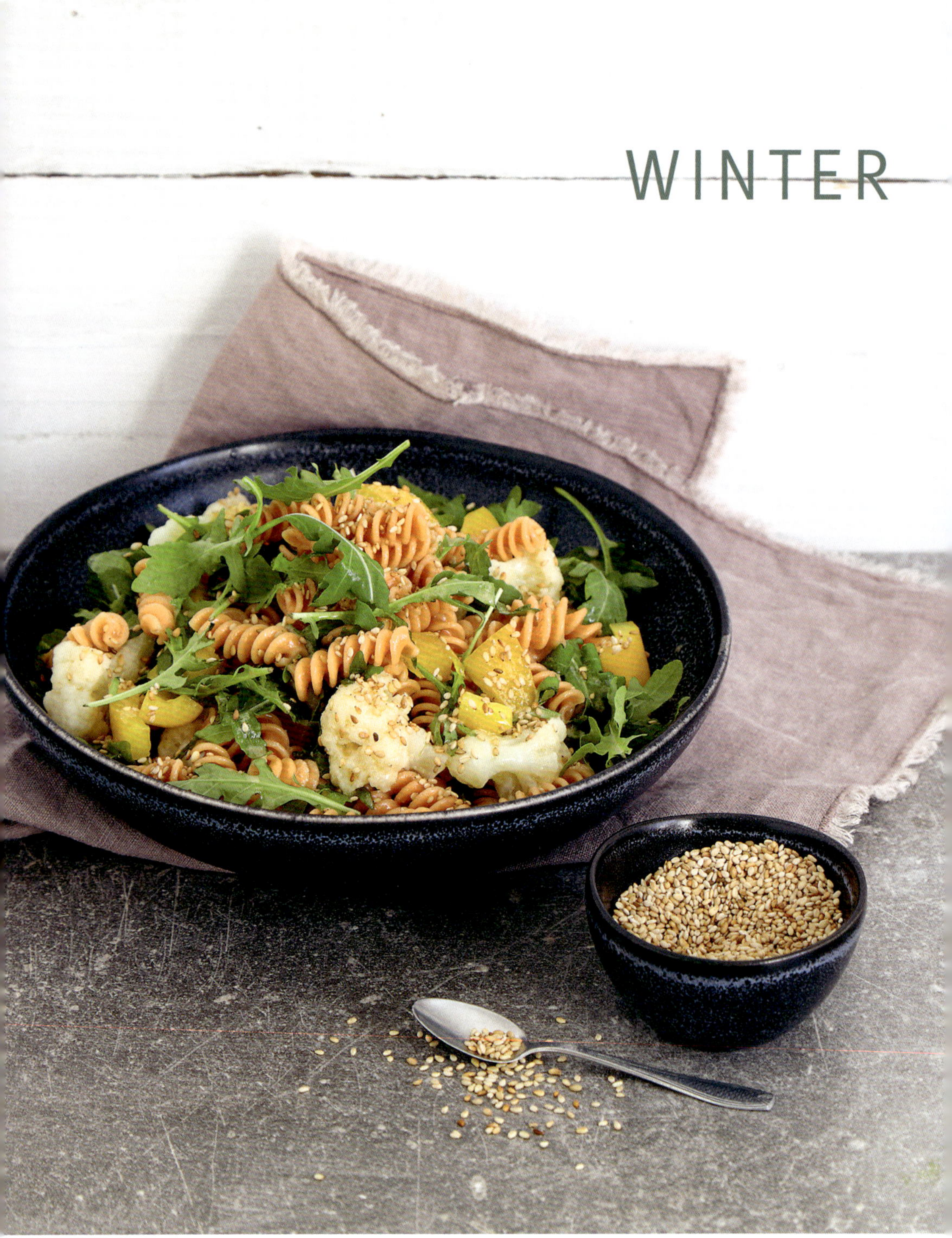

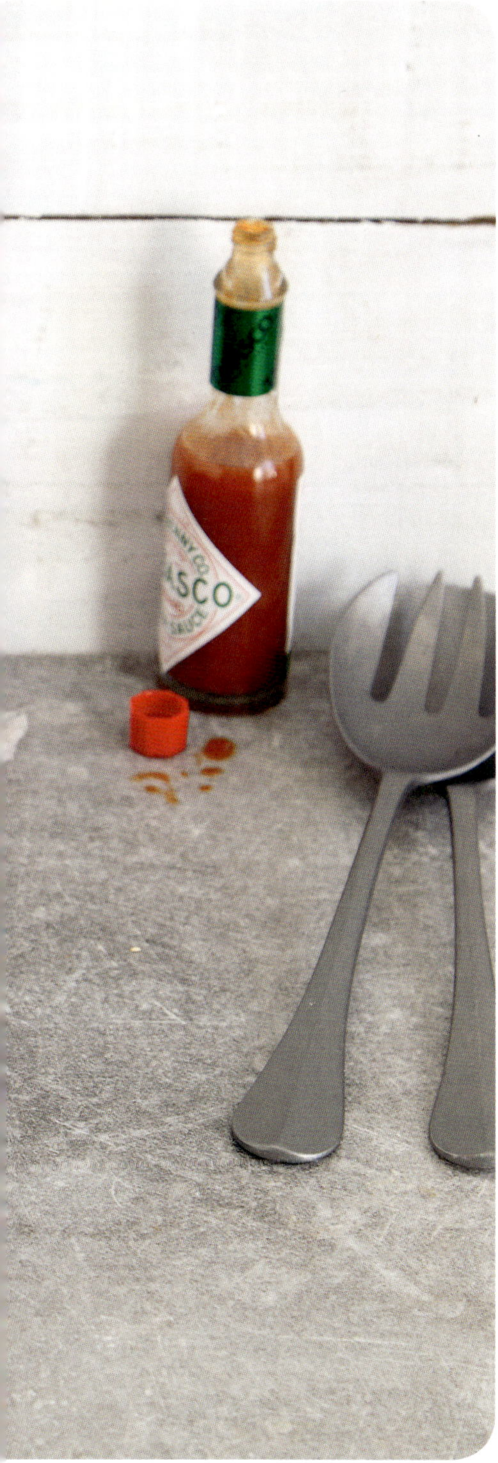

Nudel-Salat mit Blumenkohl

Für 2 Personen
ca. 25 Min.

125 g Kichererbsen-Spirelli • 1 l Gemüsebrühe • 150 g Blumenkohlröschen • ½ gelbe Paprikaschote • 1 Handvoll Rucola • 1 EL Mandelmus • 1 EL Sojasauce • 1 EL Olivenöl • 1 EL geröstetes Sesamöl • 2–3 Spritzer Tabasco • 1–2 EL Zitronensaft • 2 EL Sesam

• Nudeln in der Brühe nach Packungsanweisung kochen. Blumenkohlröschen für 3–4 Minuten mitkochen. Beides abgießen, dabei etwas Nudelkochwasser aufheben. Nudeln und Blumenkohl abkühlen lassen.

• Paprika in mundgerechte Stücke schneiden. Rucola waschen, verlesen, etwas klein schneiden.

• Für das Dressing 3 EL Nudelkochwasser, Mandelmus, Sojasauce, beide Öle, Tabasco und Zitronensaft verquirlen, zu den Nudeln geben und untermischen. Paprika und Rucola unterheben. Salat nochmals abschmecken und mit Sesam bestreuen.

Immunfact Nudeln aus Hülsenfrüchten wie Linsen oder Kichererbsen sind glutenfrei und daher besser bekömmlich. So helfen sie, Entzündungen im Darm vorzubeugen.

Die Food-Helden im Winter

Jede Jahreszeit hat ihre besonderen Fitmacher. Lebensmittel, die gerade jetzt am besten schmecken und den höchsten Gehalt an Vitaminen und anderen Immunstoffen aufweisen. Am besten natürlich regional angebaut und geerntet. Hier stellen wir Ihnen unsere Top-Lebensmittel im Winter vor.

Kohl

Die Mitglieder der Gemüsefamilie rund um Blumenkohl, Brokkoli, Weißkohl, Rotkohl, Kohlrabi oder Rosenkohl gehören zu den Kreuzblütlern. Allen gemein ist ein typischer, leicht scharfer Geschmack und die Neigung, bei empfindlichen Menschen Blähungen auszulösen. Dafür verantwortlich ist eine bestimmte Stoffgruppe, die sogenannten Senfölglykoside. Die Pflanzen bilden sie, um sich gegen Fressfeinde zu schützen. In unserem Körper entstehen daraus Schutzstoffe wie Sulforaphan oder Isothiocyanat. Der erste aktiviert über Enzyme das Immunsystem und schützt vor dem bekannten Magenerreger Helicobacter pylori. Der zweite hat sogar eine krebsvorbeugende Wirkung. Weitere Pluspunkte der Kohlfamilie: reichlich Vitamin C und besonders viele Ballaststoffe.

Tipp: Die Glykoside sind wasserlöslich, deshalb die Garflüssigkeit bei Kohl, wenn möglich, mitverwenden. Sonst gehen Ihnen die wertvollen Immunstoffe zumindest zum Teil verloren.

Wintergewürze

Nicht umsonst wird in der dunklen Jahreszeit besonders viel mit Aromen gekocht und gebacken. Typisch ist zum Beispiel die Lebkuchengewürzmischung aus Anis, Zimt, Ingwer, Nelke, Muskat, Piment, Fenchel und Kardamom. Alle diese wunderbar duftenden und schmeckenden Gewürze wirken antibakteriell und verdauungsfördernd. Darüber hinaus haben sie sogar eine psychische Komponente, denn sie heben nachgewiesenermaßen unsere Stimmung. Doch sie können noch mehr: Anis hilft durch seinen entkrampfenden und schleimlösenden Effekt bei Husten. Der botanisch nicht verwandte, aber ähnlich schmeckende Sternanis ist sogar noch potenter. Er enthält Shikimisäure, Grundlage für das Grippemittel Tamiflu. Der Stoff wirkt antiviral, indem er Viren daran hindert, sich von ihrer Wirtszelle zu lösen und weiter im Körper auszubreiten.

Zitrusfrüchte

Die fröhlich gelb- bis orangefarbenen Südfrüchte helfen uns, besser durch den Winter zu kommen. Sie bringen alle einen ordentlichen Schwung an Vitamin C mit. So machen sie es uns leicht, unseren Bedarf zu decken: Zitronensaft zum Würzen verwenden, frisch gepressten Orangensaft trinken, dazu täglich ein paar

Mandarinen naschen. Zusätzlich enthalten Limetten, Zitronen und Co. sogenannte Monoterpene, Substanzen aus der riesigen Gruppe der sekundären Pflanzenstoffe, die eine antimikrobielle und entzündungshemmende Wirkung haben.

Nüsse

Früher lagen sie auf unseren Weihnachtstellern neben Lebkuchen und Mandarinen. Und das war gut so. Mit der Kombination aus Weihnachtsgewürzen, Früchten und Nüssen kamen beim Naschen eine ganze Menge von Top-Immunstoffen in den Körper. Nüsse glänzen durch einen hohen Gehalt an Selen, Kupfer, Zink und Vitamin E. In Kombination mit den enthaltenen Omega-3-Fettsäuren ergibt das einen immunstärkenden Mix. Ihr pflanzliches Eiweiß sorgt für die Bildung neuer Immunzellen. Eine Handvoll täglich genügt. Und das gilt selbstverständlich auch außerhalb der Adventszeit!

Tipp: Kaufen Sie nur Bio-Nüsse, um nicht auch unliebsame Pestizide oder andere Schadstoffe mitzuknabbern.

Trockenfrüchte

Im Winter ist es nun mal so, dass es hierzulande kaum frische Früchte gibt. Wir sind auf Importe aus mehr oder weniger fernen Ländern angewiesen. Zur Überbrückung dieser »mageren« Zeiten helfen Trockenfrüchte. Sie enthalten vor allem Mineralstoffe in sehr konzentrierter Form, darüber hinaus reichlich Ballaststoffe und dienen uns als natürliches Süßmittel und gesunde Naschalternative. Trockenpflaumen zum Beispiel enthalten wertvolle Anthocyane und helfen, den Darm zu regulieren – Basis für eine starke Abwehr.

Tipp: Achten Sie darauf, dass die Trockenfrüchte nicht zur Haltbarmachung geschwefelt wurden. Bio-Ware ist grundsätzlich frei von Schwefel.

Porridge mit Trockenfrüchten

Für 2 Personen
ca. 10 Min. plus 15 Min. Ziehzeit

1 EL getrocknete Berberitzen • 1 EL getrocknete Physalis • 100 ml Cranberrysaft • 8 EL feine Haferflocken • 100 ml Hafermilch • 2 Datteln, entsteint, gewürfelt • 2 EL Sahne • 2 TL Leinöl (mit DHA und EPA) • ½ TL Zimt

- Trockenfrüchte im Fruchtsaft einweichen und ca. 15 Minuten ziehen lassen.
- Haferflocken in ca. 100 ml Wasser zum Kochen bringen. Hafermilch, eingeweichte Früchte mit dem Saft und die klein geschnittenen Datteln zufügen und ca. 5 Minuten köcheln lassen.
- Porridge in 2 Schüsseln oder tiefen Tellern anrichten. Sahne, Leinöl und Zimt dazugeben.

Immunfact Trockenfrüchte wie Berberitzen und Physalis sind reich an Vitamin C und enthalten Mineralstoffe in konzentrierter Form. Süße Trockenfrüchte wie Datteln, Aprikosen oder Pflaumen sind ein gesundes, natürliches Süßungsmittel.

Milchreis mit Grapefruit-Kompott

Für 2 Portionen
ca. 30 Min.

100 g Milchreis • 150 ml Mandelmilch • Steinsalz • ½ Vanilleschote • 1 MSP gemahlener Anis • 2–3 Kardamomkapseln • ½ TL Zimt • 1 rosa Grapefruit • 100 ml Cranberrysaft • 2 TL Ahornsirup

- Milchreis mit 250 ml Wasser, Mandelmilch und einer Prise Salz unter Rühren zum Kochen bringen. Ausgekratztes Vanillemark einrühren, die ausgekratzte Schote zufügen. Gewürze zufügen und verrühren. Dann zugedeckt bei schwacher Hitze ca. 25 Minuten garen. Dabei immer wieder umrühren, bis die Flüssigkeit aufgenommen und der Reis schön cremig ist.
- Grapefruit dick schälen, Fruchtfleisch filetieren und in kleine Stücke schneiden. Im Cranberrysaft 3 Minuten köcheln lassen. Vom Herd nehmen, durchziehen lassen.
- Vanilleschote und Kardamomkapseln entfernen. Fertigen Reis auf 2 Teller verteilen, Sirup darüberträufeln. Grapefruit-Kompott dazu servieren.

Immunfact Die ätherischen Öle in den Wintergewürzen stimulieren die Atemwege und beugen so Infekten vor.

Knabber-Mischung »Immun-Mix«

Für 1 Vorratsdose
ca. 10 Min.

50 g gesalzene Erdnüsse • 50 g blanchierte Mandeln • 50 g Pekannüsse • 50 g Cashewkerne • 2 EL Sonnenblumenkerne • 2 EL Kürbiskerne • 50 g getrocknete Ananas in kleinen Würfeln • 50 g getrocknete Berberitzen

- Alles in eine Schüssel geben und gut vermischen, in eine Dose oder ein Glas abfüllen.

- Lecker für zwischendurch, zum Müsli oder klein gehackt auf Salaten.

Immunfact Nüsse und Samen helfen uns, mit gesunden Fetten, Selen, Zink und einer üppigen Portion Magnesium gesund und fit durch den Winter zu kommen.

Endiviensalat mit Weintrauben

Für 2 Personen
ca. 20 Min.

½ Kopf Endiviensalat • ½ rote Zwiebel • 1 Handvoll blaue Trauben • je 1 EL Macadamianüsse, Walnüsse und Paranüsse • 2 TL körniger Senf • 2 EL Sojajoghurt • 1 TL flüssiger Honig • 2 EL roter Fruchtsaft • 1 EL Olivenöl • 1 EL nussiges Öl (Walnuss, Sesam o. Ä.) • Steinsalz • schwarzer Pfeffer

- Endivie putzen, waschen und zerzupfen. Auf 2 Teller verteilen. Zwiebel in feine Ringe schneiden. Trauben gut waschen und halbieren. Nüsse nach Belieben grob zerkleinern (halbieren oder vierteln).

- Für das Dressing alle restlichen Zutaten cremig verrühren, nach Bedarf noch etwas Wasser zufügen. Trauben und Nüsse auf den Salattellern anrichten. Salat mit dem vorbereiteten Dressing marinieren.

Immunfact Greifen Sie zu, wenn Sie einen Endiviensalat sehen. Er steckt voller darmschützender Ballaststoffe und leberstimulierender Bitterstoffe. Wegen seiner festen Fasern muss er gut gekaut werden. Das regt besonders viele Verdauungsenzyme an.

Wirsingrouladen mit Süßkartoffel-Füllung

Für 2 Personen
ca. 35 Min.

- 6 große Außenblätter von einem Wirsingkopf
- Steinsalz
- 4 Tomaten
- 1 kleine Süßkartoffel (ca. 200 g)
- 500 ml Gemüsebrühe
- 50 g küchenfertige Esskastanien (Maronen)
- 1 EL Sahne
- schwarzer Pfeffer
- Holzstäbchen zum Zustecken
- 2 EL Olivenöl

Wirsingblätter in kochendem Salzwasser 3–4 Minuten blanchieren. Abtropfen und etwas abkühlen lassen. Strünke flach schneiden, sodass die Blätter biegsam sind. Tomaten würfeln.

Süßkartoffel schälen, grob zerkleinern und in 200 ml Brühe 5–7 Minuten köcheln. Süßkartoffeln abgießen, zerstampfen oder mit einer Gabel zerdrücken. Esskastanien würfeln, unter das Süßkartoffelpüree mischen. Mit der Sahne verfeinern. Mit Pfeffer abschmecken.

Wirsingblätter auslegen. Füllung gleichmäßig darauf verteilen, einschlagen, zuklappen und mit Holzstäbchen feststecken.

Öl in einem Bräter erhitzen. Rouladen darin unter Wenden leicht andünsten. Dann die restliche Brühe angießen, Tomaten zufügen und die Rouladen zugedeckt ca. 20 Minuten schmoren lassen. Sud abschmecken, Rouladen mit dem Sud servieren.

Immunfact Senfölglykoside machen Kohlgemüse besonders gesund. Sie sind für den charakteristischen Geschmack verantwortlich und wirken dabei antimikrobiell.

Tipp Den restlichen Wirsing können Sie für unsere Wirsing-Kartoffel-Pfanne (Seite 170) oder ein anderes Gericht mit Wirsingkohl verwenden.

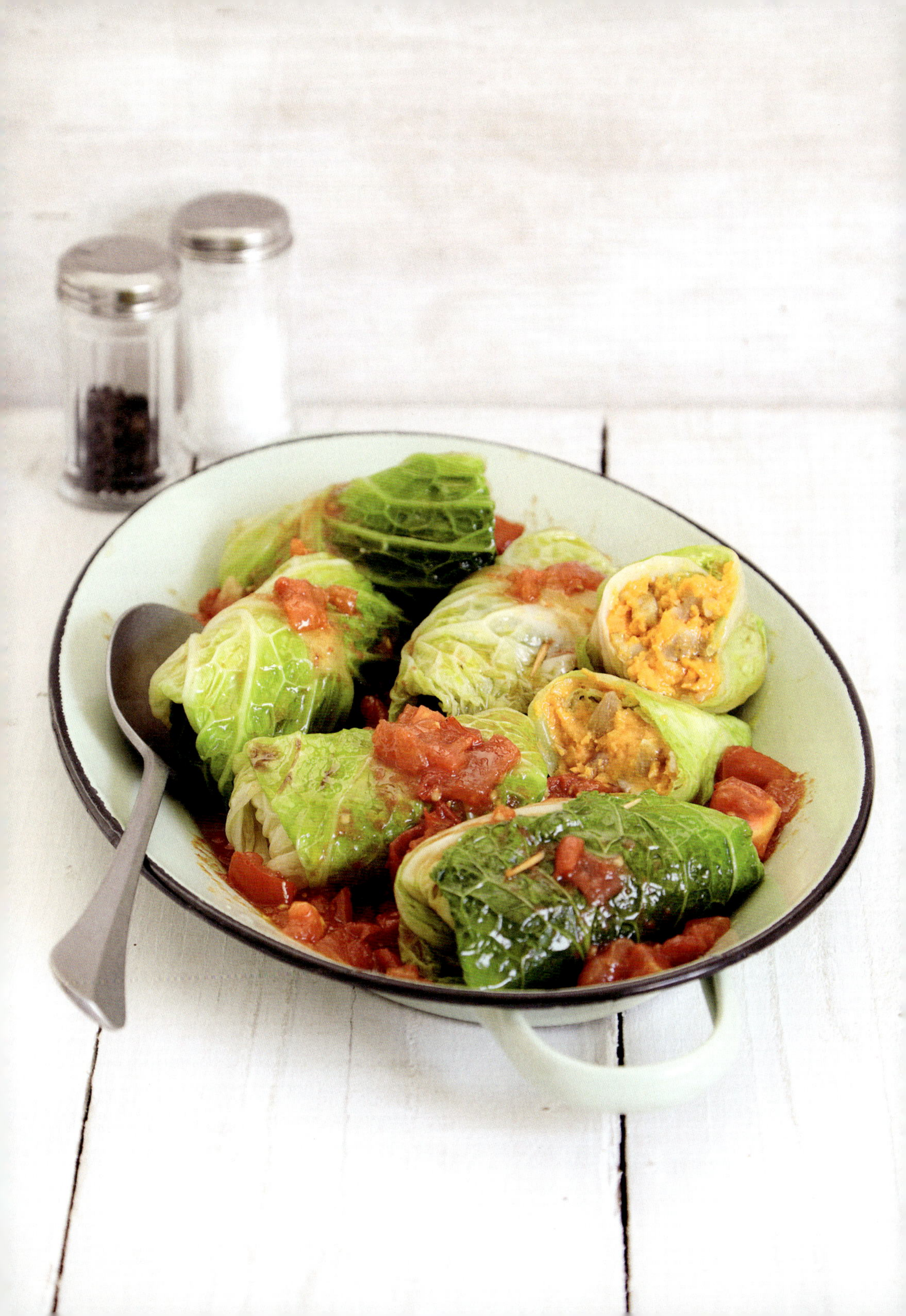

Mie-Suppe mit Rosenkohl

Für 2 Personen

ca. 25 Min.

500 g Rosenkohl • 1 Knoblauchzehe • 1 kleines Stück Ingwer • 2 EL Olivenöl • 600 ml Gemüsebrühe • 50 g TK-Blattspinat • 50 g Dinkel-Mie-Nudeln (ohne Ei, gibt's im Bioladen) • 2 EL Sahne • Kräutersalz • schwarzer Pfeffer aus der Mühle • 1 Prise Muskat

- Rosenkohl putzen. Knoblauch und Ingwer schälen, fein hacken. Öl in einem großen Topf erhitzen. Beides darin unter Rühren andünsten. Rosenkohl zugeben und kurz mitbraten.

- Mit der Gemüsebrühe ablöschen und zum Kochen bringen. TK-Spinat zugeben und erhitzen, bis er sich auflöst. 7–8 Minuten zugedeckt köcheln lassen.

- Mie-Nudeln zufügen. Herd abstellen und die Suppe zugedeckt ziehen lassen, bis die Nudeln weich sind. Mit Sahne, Kräutersalz, Pfeffer und Muskat abschmecken.

Immunfact Rosenkohl enthält DIM (Diindolylmethan), ein starkes Antioxidans, das freie Radikale neutralisiert und den Zellstress vermindert.

Wirsing-Kartoffel-Pfanne

Für 2 Personen

ca. 30 Min.

½ kleiner Wirsing (ca. 400 g) • 6 kleine Kartoffeln • 1 Zwiebel • 1 Knoblauchzehe • 2 EL Olivenöl • 400 ml Gemüsebrühe • Kräutersalz • schwarzer Pfeffer • 1 Prise Muskat • ½ TL getrockneter Rosmarin • 2 EL Haselnussblättchen • 2 EL Sahne

- Wirsing in Streifen schneiden. Kartoffeln schälen und vierteln oder sechsteln. Zwiebel und Knoblauch abziehen und fein würfeln. Beides im heißen Öl anbraten. Gemüse zugeben und unter Rühren 5 Minuten dünsten.

- Mit Brühe ablöschen und mit Salz, Pfeffer, Muskat und Rosmarin würzen. Zugedeckt 15 Minuten bei schwacher Hitze köcheln lassen. Dann ohne Deckel weitere 5 Minuten garen.

- Haselnüsse ohne Fett rösten und auf einen kleinen Teller schütten. Wirsingpfanne mit Sahne verfeinern und abschmecken. Mit den Haselnussblättchen anrichten.

Immunfact Wirsing und Kartoffeln sind super basisch und stecken voller Mineralstoffe. Sie regulieren das Darmmilieu und sorgen so für ein gut funktionierendes Immunsystem.

Gebratene Lachsschnitte mit Nusskruste auf Sellerie-Kartoffel-Püree

Für 2 Personen
ca. 25 Min.

- ½ kleine Sellerieknolle
- 3 Kartoffeln
- Kräutersalz
- 50–100 ml Pflanzenmilch nach Belieben (z. B. Hafermilch)
- schwarzer Pfeffer
- Muskat
- 2 Bio-Lachsfilets ohne Haut (à ca. 150 g)
- 2 EL Erdnüsse
- ¼–½ TL Chiliflocken
- ¼–½ TL grobes Steinsalz
- 1–2 EL Olivenöl
- ½ Beet Kresse

● Sellerie und Kartoffeln schälen, in Stücke schneiden. In gesalzenem Wasser ca. 15 Minuten weich kochen.

● Abgießen, Pflanzenmilch zugeben, mit dem Kartoffelstampfer zu einem stückigen Püree verarbeiten. So viel Flüssigkeit zufügen, bis die gewünschte Konsistenz erreicht ist. Mit Salz, Pfeffer und Muskat abschmecken. Warm halten.

● Lachs abtupfen, wenn nötig, Gräten entfernen. Nüsse fein hacken, mit Chiliflocken und Steinsalz vermischen und auf einem flachen Teller ausbreiten.

● Öl in einer Pfanne erhitzen. Lachsfilets mit der Oberseite in die Nuss-Würz-Mischung drücken. Fisch bei mittlerer Hitze zuerst auf der Nuss-Seite 3–5 Minuten anbraten, dann vorsichtig wenden und auf der anderen Seite fertig braten.

● Lachs mit dem Püree anrichten. Zum Schluss die Kresse abschneiden und darüberstreuen.

Immunfact Lachs und Nüsse sind reich an Omega-3-Fettsäuren. Sie sind die Grundsubstanz für entzündungsauflösende Substanzen und fördern das Abklingen von Entzündungen.

Rotkohlsalat mit Anis-Dressing

Für 2 Personen
ca. 15 Min. plus 20 Min. Ziehzeit

½ kleiner Rotkohl (ca. 200 g) • Steinsalz • 2 EL Olivenöl • 2 EL Balsamico-Essig • 3 EL roter Fruchtsaft (z. B. Johannisbeere, Cranberry) • schwarzer Pfeffer • gemahlener Anis • 1 Clementine • 2 EL Walnüsse, gehackt • 2 TL Leinöl (DHA und EPA)

- Rotkohl auf der Küchenreibe oder mit einem scharfen Kochmesser sehr fein schneiden. Mit etwas Salz in eine Schüssel geben und mit den Händen kräftig durchkneten.

- Kohl mit Olivenöl, Essig, Saft, Pfeffer, Salz und Anis vermischen und ca. 20 Minuten durchziehen lassen.

- Inzwischen Clementine schälen, halbieren und in Segmente teilen. Fruchtstücke und Walnüsse untermischen. Zum Schluss das Leinöl darüberträufeln.

Immunfact Kohl und Zitrusfrüchte sind eine tolle Kombi wichtiger Schutzstoffe wie Vitamin C und Ballaststoffen.

Fenchel-Orangen-Salat

Für 2 Personen
ca. 15 Min.

2 Orangen (Bio! Die Schale wird mitverwendet.) • 1 kleine Fenchelknolle • 2 EL Olivenöl • 1–2 TL Limettensaft • 1 EL Sojasauce • 2–3 Spritzer Tabasco

- Eine Orange heiß abwaschen, abtrocknen und ca. 2 TL Orangenschale fein abreiben. Orange halbieren, eine Hälfte auspressen. Andere Hälfte und zweite Orange schälen und in große Scheiben schneiden. Diese auf einer Platte oder einem großen Teller auslegen.

- Fenchel putzen, Strunk entfernen, in sehr feine Scheiben oder Streifen schneiden. Grün hacken. Fenchel und Grün auf den Orangenscheiben anordnen. Orangenschalenabrieb darüberstreuen.

- Restliche Zutaten kräftig verquirlen, über den Salat verteilen.

Immunfact Reichlich Vitamin C steckt sowohl im Fenchel als auch in den Orangen. Es kann dazu beitragen, die Krankheitsdauer bei einer Infektion spürbar zu verkürzen.

Anhang

Nützliche Tipps und Adressen

Ralf-Moll-Fastenseminare:

Fastenwandern mit Ralf Moll: Buchen Sie ein unvergessliches Fastenseminar im Schwarzwald (ganzjährig), in der Toskana oder auf der Kanareninsel La Palma. Sie werden intensiv betreut und fasten je nach Typ mit Suppen, Früchten oder Säften.

Weitere Informationen:
Internet: www.typfasten.de
Telefon: 07454/92790
E-Mail: info@typfasten.de
Adresse: Fastenzentrum Schwarzwald, Birkhaldenstr. 29, 72172 Sulz am Neckar

Behandlung nach dem 360-Grad-Konzept:

Interessieren Sie sich für eine persönliche Behandlung bei Benjamin Börner? Hier finden Sie weitere Informationen über Behandlungsmethoden, Therapeuten, Anfahrt und vieles mehr: Internet: www.boerner-lebenswerk.com
Adresse: Börner Lebenswerk – Benjamin Börner – Beim Kupferhammer 9, 72070 Tübingen
Telefon: 07071/5669786
E-Mail: info@boerner-lebenswerk.com

Fasten-Shop:

Bestellen Sie schnell und einfach zum Beispiel das Fastenpaket für Einsteiger und nützliche Fastenprodukte von Ralf Moll wie Chlorella-Algen, Mariendistel-Kapseln oder hochwertige Omega-3-Öle.
Internet: www.fasten-shop.de
Infoline: 07454/92790
Bestellfax: 07454/92791

Fasten-Suppen:

Bestellen Sie hier schnell und einfach die Fastensuppen von Ralf Moll.
Internet: www.fastensuppen.de

Kanne Brottrunk:

Alles über das probiotische Getränk erfahren Sie unter www.kanne-brottrunk.de

Mikroökologische Stuhluntersuchungen:

Bestimmungen des Mikrobioms, Stuhldiagnostik, Entzündungs- und Immunparameter. Infos, Leistungen und Kontakt: www.enterosan.de (Labor L+S AG, Enterosan)

Zum Weiterlesen:

Börner B., Moll R. Voller Energie statt chronisch erschöpft. Stuttgart: TRIAS; 2021

Moll R. Typgerecht Intervallfasten. München: Südwest; 2019

Moll R., Held G. Schlank statt sauer. München: Goldmann; 2018

Moll R. Suppenfasten. Stuttgart: TRIAS; 2018

Danksagung

Wir danken unseren Mitarbeitern für ihr außerordentliches Engagement und ihre tatkräftige Unterstützung in unseren Einrichtungen. Unsere besondere Dankbarkeit gilt unseren Frauen Eva und Ines für ihre Inspiration und Liebe. Benjamin Börner dankt seinen Kindern Mira, Bela, Dana und Luna.

Stichwortverzeichnis

A
Abendbrot, leichtes 116
Abwehrzellen 23, 86
Achtsamkeitsbasierte Stressreduktion 71
Achtsamkeitsübung 111
Aflatoxin 25
Albumin 43
Allergie 19, 29
Angst 12, 72
Anthocyane 46
Antibiotika 36
Antikörper 24
Apfel 152
Arachidonsäure 43
Atemübung 110
Aufbautage 123
Ausdauersport 101, 102
Ausdauertraining 66
Autogenes Training 69
Autoimmunerkrankung 28
Autophagie 85

B
Baby 20
Bakterien 35
Balance trainieren 104
Ballaststoffe 50, 96
Bauchumfang 64
BDNF 87
Beeren 142
Beweglichkeit 67
Beweglichkeitsübungen 104
Bewegung 60, 100, 107
Bifidobakterien 19
Birne 152
Bitterstoffe 48
Blattsalat 132
Bundmöhren 132
Bürstenmassage 108
B-Zellen 24

C
Carotinoide 46
Cashewkerne 115
Chili 142
Corona-Angst 74
Corona-Virus 12, 33, 55, 85
Cortisol 112
Cortison 72, 79

D
Darmbakterien 17, 18, 50, 96
Darmbarriere 16
Darmflora 16, 44
– Fasten 87
Darmkrebs 87
Darmschleimhaut 44
Darmwand 16, 17
Darmwandzellen 17
Dehnen 104
Denken, positives 109
DHA 54
Dünndarm 16, 18
Durchschlafen 118

E
Einlauf 123
Einschlafen 117
Einschlafkiller 118
Endorphine 63
Endotoxine 43
Entlastungstage 120
Entspannung 68
– Natur 112
Entzündungsreaktion 21
EPA 54
Erkältung 8
Ernährung
– Bio-Qualität 94
– glutenarme 44
– immunfreundliche 43
– vegane 43
Essen, schlafförderndes 115

F
Fasten 84, 120
– Dauer 89
Fastenmethode 89
Fastentage 121
Faszienverklebungen 67
Fäulniskeime 44
Fear of missing out 71
Fettgewebe 64
Fettleber, nicht-alkoholische 96
Fieber 21
Flavonoide 46, 152
Folsäure 53
Food-Helden
– Frühling 132
– Herbst 152
– Sommer 142
– Winter 164
Fresszellen 20, 77
Frühlingsrezepte 130

G
Gedankenkreisen 73
Gemüsekiste 95
Gleichgewichtstraining 67
Glucosinolate 48
Gluten 44
Granatapfel 152
Grippeviren 21, 33

H
Hagebutte 152
Hashimoto-Thyreoiditis 28
Haut 13
Herbstrezepte 150
Herpes 32
Heuschnupfen 29
Histamin 43
Hygiene 37

I
Immunglobuline 17
Immunschutzstoffe 52
Immunstimulanzien 48
Immunsystem 12, 13
– Anpassung 24
– Fasten 85
– Food-Regeln 43
– Power-Rezepte 129
– spezifisches 20
– Stress 61
– unspezifisches 21
– Verjüngungskur 86
Immuntag 8
Immunzellen 77
Infektion 23
– bakterielle 36
– Vorbeugung 37
Infrarotkabine 108
Ingwer 16, 153
Integrine 76
Interleukine 23
Intervallfasten 90

K
Kaiserschnitt 19
Kartoffeln 142
Ketonkörper 88
Killerzellen 61

Kinderkrankheit 20, 32
Knieguss nach Kneipp 108
Koffein 116
Kohl 164
Krafttraining 66
Kräuter 132
Kräutertee 9, 116
Kürbis 152
Kurkuma 153

L
Lactobacillus bulgaricus 18
Leaky gut 29
Lebensmittel, tierische 43
Leberwickel 123
Leukozyten 86
Licht 79
Luftfeuchtigkeit 108
Lykopin 46
Lymphsystem 24
– anregen 65

M
Magen 16
Makrophagen 20, 85
– Feinstaub 27
Mandeln 14
Massentierhaltung 36
Maßnahmen, fastenbegleitende 126
MBSR 71
Meditation 69
Melatonin 76, 78, 79, 115
Melone 142
Mikrobiom 35
Milchsäurebakterien 50, 54
Muskelaufbau 101
Muskeln 63
Mutterleib 20
Muttermilch 19
Myokine 65

N
Nachtarbeit 80
Nahrungsergänzungsmittel 56
Naschen 45
Nase 14
Nasendusche 108
Natur 112
Nüsse 165

O
Obst 152
Ölziehen 21
Omega-3-Fettsäuren 54, 165

P
Paprika 142
Pause machen 111
Peyer-Plaques 25
Pflanzenstoffe, sekundäre 46, 54
pH-Wert 19
Phytamine 46
Pilze 25, 152
Powertraining 8
Präbiotika 50, 96
Probiotika 18, 50
Psychoneuroimmunologie 74

Q
Qigong 71

R
Reisen 25
Reizüberflutung 71
Restless Legs Syndrom 83
Rote Bete 132

S
Sanddornsaft 153
Sauna 9, 108
Säure-Basen-Einteilung nach Moll und Börner 98
Säure-Basen-Haushalt 97
Schichtdienst 80
Schimmelpilz 25
Schlaf 76
– Dauer 81
– erholsamer 114
Schlafapnoe 82
Schlafhormon 76, 78
Schlafphasen 79
Schlafstörungen 82
Schlafzimmer-Check 115
Schnupperfasten 124
Schutzstoffe 45
Selbstheilung 84
Selen 53
Serotonin 63, 79
Smartphone 72
Smog 27
Sommerrezepte 140
Spargel 132
Speichel 14
Spermidin 55
Sport 60, 64
Straßenverkehr 27
Stress 60
– entschärfen 112
– Sport 65
– Vorbeugung 110
Stress-Achse 72
Stresshormone 72, 112
Suppenfasten 89, 119

T
Tai-Chi 71
Theraband 101
Theraband-Workout 103
Tomate 142
Trockenfrüchte 165
Tryptophan 79, 115
Typ-1-Diabetes 28
T-Zellen 24

U
Übersäuerung 44
Umweltgifte 25

V
Viren 30, 31
Vitamin A 52
Vitamin B-Komplex 53
Vitamin C 23, 52
Vitamin D 52
Vitamin-D-Bildung 107

W
Waldeyer-Rachenring 14
Wechselduschen 108
Weintrauben 152
Wildkräuter 142
Wintergewürze 164
Winterrezepte 162
Würzelixier 49

Y
Yoga 69, 104

Z
Zelltod, programmierter 87
Zink 53
Zitrone 16
Zitrusfrüchte 164
Zucker 95
Zuckergehalt 97
Zuckerkonsum 45
Zwetschgen 152
Zwiebelsaft 32
Zytokin-Sturm 34

Bibliografische Information der Deutschen Nationalbibliothek
Die Deutsche Nationalbibliothek verzeichnet diese Publikation in der Deutschen Nationalbibliografie; detaillierte bibliografische Daten sind im Internet über http://dnb.d-nb.de abrufbar.

Programmplanung: Uta Spieldiener
Projektmanagement: Annalena Müller
Redaktion: Anne Bleick
Bildredaktion: Christoph Frick, Caroline Merdian
Texte: Gisela Held und Dörte Wilke
Koordination: Dörte Wilke

Umschlaggestaltung: © Thieme
Layout: CYCLUS · Visuelle Kommunikation, Stuttgart

Bildnachweis:
Umschlagmotiv und Bild S. 3: © Thieme unter Verwendung von Silhouette: © Galina/stock.adobe.com, Pfeile: © Pasko Maksim/stock.adobe.com
Fotos im Innenteil:
People-Fotos: Simone Schneider, Stuttgart
Food-Fotos: S. 5, 15, 22, 26, 47, 51, 62, 70, 125: Gunda Dittrich, Wien; alle weiteren: Anke Schütz, Buxtehude
Zeichnung S. 38–41: Grafikbüro Schaaf, Bellheim
Grafik S. 10/11, 92/93, 128/129: Komposition aus © Pasko Maksim/stock.adobe.com
Autorenfoto Ralf Moll: Uwe S. Meschede
Autorenfoto Benjamin Börner: www.passion2be.com – Fabian Schmidtke

Die abgebildeten Personen haben in keiner Weise etwas mit der Krankheit zu tun.

1. Auflage 2021

TRIAS Verlag in Georg Thieme Verlag KG,
Rüdigerstraße 14, 70469 Stuttgart, Germany
www.trias-verlag.de

Printed in Germany

Satz und Repro: Fotosatz Buck, Kumhausen
Gesetzt in Adobe Indesign CS6
Druck: AZ Druck und Datentechnik GmbH, Kempten

Gedruckt auf chlorfrei gebleichtem Papier

ISBN 978-3-432-11363-0 1 2 3 4 5 6

Auch erhältlich als E-Book:
eISBN (ePub) 978-3-432-11364-7

Wichtiger Hinweis: Wie jede Wissenschaft ist die Medizin ständigen Entwicklungen unterworfen. Forschung und klinische Erfahrung erweitern unsere Erkenntnisse. Ganz besonders gilt das für die Behandlung und die medikamentöse Therapie. Bei allen in diesem Werk erwähnten Dosierungen oder Applikationen, bei Rezepten und Übungsanleitungen, bei Empfehlungen und Tipps dürfen Sie darauf vertrauen: Autoren, Herausgeber und Verlag haben große Sorgfalt darauf verwandt, dass diese Angaben dem Wissensstand bei Fertigstellung des Werkes entsprechen. Rezepte werden gekocht und ausprobiert. Übungen und Übungsreihen haben sich in der Praxis erfolgreich bewährt.

Eine Garantie kann jedoch nicht übernommen werden. Eine Haftung des Autors, des Verlags oder seiner Beauftragten für Personen-, Sach- oder Vermögensschäden ist ausgeschlossen.

Marken, geschäftliche Bezeichnungen oder Handelsnamen werden nicht in jedem Fall besonders kenntlich gemacht. Aus dem Fehlen eines solchen Hinweises kann nicht geschlossen werden, dass es sich um einen freien Handelsnamen handelt.

Wo datenschutzrechtlich erforderlich, wurden die Namen und weitere Daten von Personen redaktionell verändert (Tarnnamen). Dies ist grundsätzlich der Fall bei Patienten, ihren Angehörigen und Freunden, z. T. auch bei weiteren Personen, die z. B. in die Behandlung von Patienten eingebunden sind.